廢文

此書獻給 Christina

序1／徐珮芬｜詩人

「凡勞苦擔重擔的人可以到我這裡來，我就使你們得安息。」逆光眺望租賃處附近教會建物上的標語，我因長期待在陰暗房間而畏光的雙眼，感覺一陣刺痛。

「殺了我吧，主啊，如果您真的存在的話。」我在心底默念。其實沒有任何具體信仰的我，不知道這樣的禱詞是否犯了大忌？一邊思考著神存在與否的同時，我的思緒平靜無波——即便我已經三天沒有進食、五天沒有洗澡。

正處在鬱期的我，為了工作，仍必須把自己偽裝成正常人的模樣，走路出門的時候只覺眼見一切都不真實，彷彿長夢才是我真正的歸屬。

在嘉佳的行文中，我看見「良夜」兩字，使我印象十分深刻。對我個人來說，夜晚是橫征暴斂的神／魔，我每每須服用十來顆功效各異的藥物作為護身武器來與之搏鬥，每晚每晚，都像悟空踏上天竺之途，過程中拼命打怪，直至滿臉淚水醒來。充滿委屈，卻總無人可訴說。

發作的時候，就像掉進了真空狀態。只要你不開口，身旁的人無從知曉。突然就窒息了，潰堤了；眼見所及皆開始崩解、碎裂，險險壓住扯破喉嚨放聲尖叫的衝動，一個人衝到洗手間搥牆、催吐，直至稍稍冷靜，再把幾乎溶解殆盡的面具重新撲粉、修整、戴好，對著鏡子裡面的陌生人微笑，然後回到人群之中，彷彿甚麼都沒有發生過。

在嘉佳的字裡行間，我清楚看見了被無名惡魔附體的痛楚。我佩服嘉佳擁有將之詳實記錄下來的勇氣。對我來說，那是站在太陽下時瘋狂逃避的巨大陰影。

最後，我想引用卡夫卡在他的日記中寫下的一段話：

「凡是活著的時候不能對付生活的人，都需要有一隻手擋開籠罩在他命運之上的絕望，……但用另一隻手記錄下他在廢墟中的見聞，因為他所見所聞比別人更多，且不盡相同。畢竟，他生時已死，是真正的倖存者。」

僅將這段話語贈予嘉佳及這部作品，和我真心的祝福一起。

序2／陳曉唯—劇作家

給嘉佳：

想與妳說一段故事。

四年多前，我有一位個性沉靜溫柔的好友，於週末午後在住處燒炭自殺。

她留下了幾封信，在署名給好友們的信上，她只寫了一句話：「我好害怕，我想離開這條軌道。」

她的屋子整理得有條不紊，床被折得方正，衣物疊得整齊，傢具擺設皆擦得光亮，地板潔淨得沒有一絲灰塵，連浴廁的角落都看不到任何汙垢。房間的桌上擺著幾本西藏的旅遊書，當時的她正興奮地期待著長假時的西藏之旅。

她曾是多麼熱愛生活的一個人，於是沒有人知道她為什麼選擇離開。

她離開之後，我一直想著「軌道」。

在生命的某個未知的時刻，生存逐漸成了一個系統，將生活變成了軌道，而人變成了軌道上的列車。這是相當奇趣的狀況，因為列車是不能突然倒退行駛的，它必須依照規定行駛在自己的軌道上。

大家都抱持著同樣的想法：常態化的，讀書上學，求職工作，結婚生子；生活化的，吃飯，喝水，旅行，戀愛，喜怒哀樂。儘管軌道並不是真的存在，但是人人都想步上軌道，人人都走在軌道上，只有極少數的人有勇氣偏離軌道。

曾有幾次，於傍晚時分，佇立於熙來攘往的人群之中，望著一個人與另一個人，時間與時間，空間與空間，世間的萬物，有形或無形的，彼此皆錯綜交雜著，細細地織就一個密切的網絡，連結為一個龐然的系統。

生活是被自己所「製造」出來的，還是生活自己「生活」出來的？

然而，無論何者，人似乎都不能也不敢偏離軌道，一旦偏離了軌道，系統就會將一個人逐漸地包括在外，最終，人只能站在一旁，如同傍晚時分，佇立於人群之中，所有人已看不見你，而你可能欣羨萬分地看著人來人往。

去年讀賈平凹的《自在獨行》，他寫了一段話，關於「看人」：「在街頭看一回人的風景，猶如讀一本歷史，一本哲學。你從此辦事情，看問題心就不會那麼窄了，目光就不那麼短了，不會為蠅頭小利去勾心鬥角，不會因一時榮辱而狂妄和消沉，人既然如螞蟻一樣來到世上，忽生忽死，忽聚忽散，短短數十年裡，該自在就自在吧，該瀟灑就瀟灑吧，各自完滿自己的一段生命，這就是生存的全部意義。」

完滿自己的生命就是生存的全部意義，但生存的全部意義是什麼？像樣的生活是什麼模樣的？與大家一樣的生活又是什麼樣子的？真摯的生活與普通的生活，這兩者之間的差異存在於哪個關鍵點？是在軌道上行駛著，還是偏離軌道奔向未知。

但，真的有軌道嗎？由誰建造的？而它最後又將通往何處？

她離開後，某次在整理電子信箱時，看見她離開的前幾日寫來的信：「你知道世界上最美麗的天空在西藏嗎？聽說看到最美的天空就如同看到天堂。我好想去西藏看看，看看天堂長什麼樣子。」

想起我曾經因病入院時，她每日都來看我。來的時候，帶一朵花，不說話，只是靜靜在一旁陪著，離開前，她總會淡淡地對我說：「不要害怕。」

偶有幾次，走在曾與她走過的街道時，我會不自主地問著，問著她，也問著我自己：「妳到了妳想去的天堂了嗎？那裡沒有軌道了吧？別再害怕，好嗎？」

我永遠記得她的那一句「不要害怕」。也許在她與我有所連結的生命軌道之上，曾有過那麼一次機會，而我卻忽略與錯過了。我錯過了那一次機會告訴她同樣的一句話：「不要害怕。」

生命唯一的恐懼，並不是因為我們相信恐懼的存在，而是我們不願相信恐懼的存在。當我們相信了它，我們就給了彼此一個得以和諧共處的可能，於是不再恐懼，於是不再害怕。

讀著妳的作品時，感覺到妳的內在不斷地呼喚著，彷彿想告訴每一個遇見這本書的人，同時也對所有愛妳與妳愛的人傾訴，在與他們連結的生命軌道之上，妳的聲音低微卻盈滿力量，且堅定不移地對他們說：「不要害怕。」

然而，嘉佳，永遠別忘了對自己說這句話。

無論一個人對自己生命的最終選擇是什麼，唯一需要記得的即是「不要害怕」。只因為在這世上，你愛與愛你的人，他們永遠都是支持妳的，而他們也永遠害怕妳是害怕的。

不要害怕，好嗎？

曉唯

序3／Christina——蔡嘉佳摯友

「我們並不能選擇自己的生活。任何時候，任何地方，任何人。」——安妮寶貝[註1]。

特別是在現在這樣一個充斥著規範與體制的社會裡，人能自由選擇的事情不多，其中少數能憑自由意志選擇的事，就有「溫柔」這個選項，這也是嘉佳一直以來給予我的，也是我盡力想帶給她的。

高中初相識，盛夏裡穿著白色制服的我，與總愛穿制服長褲的她，天真地以為人生頂多就是在白襯衫上沾上幾抹汗水，雖微帶點舊舊黃黃，也稱得上純白無憂。但後來再也望不著如白襯衫的生活。

原本準備一起迎接大學的最後一年、煩惱橫亙在眼前的龐大未來，生活卻急轉入黯淡的寂秋與寒冬，一走就是兩年多。

現實是，憂鬱症這件事確確實實地壓在我們彼此的人生中，很多時候往往是手足無措的，我是如此，我想，嘉佳也是。生病的人與陪伴生病的人都是站在同樣的基礎上，生病的人不會因為是病患就懂得比較多、陪伴病患的人也不會因為是旁觀者就懂得比較少，畢竟彼此都是初學啊。

幸的是，這樣的病症如夢魘卻又將她與身旁的人的人生纏在一起，「我與嘉佳」，這是份濃重又獨特的感情，讓人刻骨、掙扎、深陷其中，卻也足以銘心、緊緊擁入懷中、怎麼也捨不得放掉、能有「人生足矣、足矣」之嘆！

不幸的是，這一路上看到一些讀者的言論，其中有善也有不善，但這些善與不善明明是人少數能自由選擇的事，有些人卻擇不善。評論者是懷揣著什麼樣的心態，一字一句寫下漫天飛舞的批評文字？

人被診斷為一位憂鬱症患者前，他首先是完整的個體，有自由意志與話語權，可能是他人的摯友、或愛人、或家人，而不是醫學領域所定義的具有某種病徵的人之一。但我們的社會絲毫不乏替人貼上標籤的人、惡意攻擊他人的人，也有怪罪人總愛彼此標籤化的人，有太多、太多了。

惡意衝著人來，終究不也回歸到自己身上，不是嗎？

我想，在生活中我們都是跌跌晃晃前行、喜怒哀樂與各種感情層層疊疊，有些人選擇溫柔對待身旁的人們、有些人則為了疾病而受盡折磨、有些人為了生活忙得焦頭爛額卻無暇顧及生活本身、有些人為了升學或工作而被壓力吞噬、有些人為了家人或愛人或友人所苦等，現實中的辛苦與苦痛如是積累在生活中，意圖絆倒掙扎其中的我們。

若要再耗費心力彼此攻擊，這樣的惡意不就顯得太沒有意義、太過勉強了嗎？說到底，人們在某些層面上也都有著相似的背景啊。

然而時間會推著我們和嘉佳向前，是的，是向前。或許人生不過是行走著的影子[註2]，但溫柔確實能帶來微光，為所愛的人捎來平靜與暖陽。

致親愛的你：「永遠別忘記做個溫柔而堅強，謙遜而善良的人」。

註1：出自中國作家安妮寶貝的作品《八月未央》。

註2：典故出自莎士比亞的作品《馬克白》。原文為：Life is but a walking shadow.（譯：人生不過是行走著的影子）。

輯二　無法編輯的

輯三 盲

輯四 十點的課坐在我前面的同學

輯五　被討厭的勇氣

輯一

那些無止盡的

所有關於悲傷的水閥
都壞了
我以為會浸溼
整個春寒的房間
實際上只有棉被
一方小小潤潤的水痕
那樣小的一抹淚漬
無法編織成圓
填補未明的缺

花

前天掉了一只絹花耳璫，是了，是一只。單單獨獨缺漏地一只簪耳，心裡莫名失落，原是一雙的，卻突然成了單單孤影。花開並蒂，繁花千萬燦爛，花總是要一雙雙的好，獨獨一隻，便是孤芳了。

那副耳璫是淡淡的山茱萸粉，細膩裁縫的絹紗層層疊疊裁製成花，純潔天真，安靜柔軟地懸墜在耳上。

像是小雨時綻放的桐花，夜雨驟下，滿地白花散地，你也不忍去踩——絹花遺失，大抵也是如此的不忍，不忍脆弱精緻的它可能落在地上，被人踩踏，生生髒污碎壞了。

古時耳璫是專指鼓狀的耳飾，後來就衍生成耳飾的代稱。李商隱的詩〈春雨〉中有一句：「玉璫緘札何由達，萬里雲羅一雁飛。」[註] 他是寄情難達，我的倒真是耳璫一雁飛，消失得無影無蹤。

對失物惋惜，深怕它落入髒污之地，他人腳底，或生生成了垃圾，被拋棄在路旁的垃圾桶中。因為那就好像，我已把最美好的年歲，都裁製成一朵絹花那樣的美，那樣的淡粉如山茱萸，小巧得經不起一碰，是讓人驚心的，懸在耳上，成全了一個柔軟的夢。如今卻遺失了開啟這個夢的鑰匙——再也進入不了，是那樣錯過了。

註：

玉璫指用玉做成的耳墜，古代常用此類飾品作為男女定情之物。緘札指書信。

此句意指該怎麼才能送達耳環與情書給佳人，也只能寄望萬里長空中的飛雁為我傳情。

住進精神醫學病院，簡單來說就是精神病院後，我才發現許多從前的「算了」，在這裡是如此地被重視。

我常常無法走直線（沒喝酒！）、手抖、四肢微微地不協調，於是常摔倒、撞到或打翻東西，走路磕磕碰碰，男友對此不以為意，雖然我曾多次試圖解釋我無法好好控制身體，他還是會在我打翻飲料時拍桌大罵「妳在幹什麼！妳有什麼問題！」

病院住進來的第一個測量表便是防摔問卷和焦慮問卷，「這裡幾乎九成的人都有四肢不協調的問題，和幾乎百分百的失眠率。假如你遇到路不好走，例如浴室濕滑，不要勉強自己走進去，來護理站跟我們說一聲，我們會幫忙處理。」

有一天半夜如廁，恰巧遇見護理師巡房，她見我要下床，便問「頭會不會暈？」其實暈得厲害，但實在不想麻煩別人，就搖了搖頭，可惜一下床腳步就一晃，立刻露了餡。護理師扶著我到廁所，再扶著我回床邊，看我穩穩當當地躺在床上後，才安心地離開。

不知道為什麼很想哭，這樣平常的小事，終於也有人能理解了，真好。

真的，真好。

因為太喜歡新租房子的陽光，白日的時候一定會將遮光簾給拉開，只留下裡層的白紗幕，我的書桌靠窗，於是就能一邊坐在書桌前（玩遊戲打怪），一邊享受陽光灑在木頭地板上的溫煦明亮。

想不到這樣竟然也曬黑了。以前常常出門還能白皙，實在是拜舊家暗不透光所賜，現在一大早就會被陽光曬醒，整個人都開始黑了，嚴重認為粉底液需要換深一個色號。但我覺得這樣曬一曬，很好。覺得自己就是株黃金萬年草，需要陽光，散曬不直射，需水浸潤而不淤積，就可以青青翠翠輕輕地活下去，只需要一點點這樣日常的美好。

其實日常於誰都很重要，因為忙碌、因為思緒太多，日常被忽略為生活的背景。曾經進到友人家，乾乾淨淨地，一片空白，沒有任何多餘的生活雜物或個人物品，就像商務旅館似的。那時候我笑他「沒生活」。現在想想，他是太不注意自己的日常。

每天吃了些什麼下肚，是便利商店加工奶油麵包微波食品，配上一杯手搖飲料；還是新鮮均衡的鮮食、冷壓果汁或溫水。卸妝保養彩妝用得對不對了，到底合不合用，還是只是讓肌膚更糟，妝感粗糙；髮型明顯走樣塌了雜了，卻沒有察覺。買的衣服究竟有沒有好好想好適不適合自己、該如何搭配。家裡角落堆積的書，什麼時候看完；每天晨起匆匆忙忙上班，是不是忘記吃了早餐。有多久沒有一個人懶洋洋地在樹蔭下散步，去咖啡廳坐著看看書。

日常不必精緻，但要柔軟細膩，赤足踏上土地一步步行走，那樣的踏實。

住進新家後，每天早上被陽光給曬醒，打開落地窗是一片可以俯瞰的景色，暖暖的日光會灑在淺木紋地板上，赤足踏著也不再冰冷。比起過去陰暗、潮濕、不通風的舊屋，每天醒來都覺得是種幸福。環境的改變，讓身體的狀況稍稍好轉了些，頭痛的狀況改善許多，回家能夠看見陽光，更是一件值得期待的事。

在亞東醫院的自殺防治中心開始了心理諮商，我很誠實地告訴諮商師，事實上我很抗拒諮商，甚至可以說是不信任、排斥著諮商這條路，但我會努力都說實話，不浪費彼此時間。

她說，「沒有任何諮商能夠讓患者痊癒。諮商並不是為了治病，並不是為了讓你痊癒，而是讓你更清楚自己的狀態，想辦法回到自己身上，找出根源。」她很年輕，柔柔笑著，我個性急，大概也知道諮商師想先瞭解什麼背景狀況，就一股腦子地全部先交代了一遍。

原本以為會像從前被諮商的狀況一樣，諮商師開始就我提供的資訊刨根究底，試圖把憂鬱簡化地歸因於某個背景因素，諸如家庭、感情、人際，但她只是笑笑，然後說，很辛苦吧。

就這樣我哭了，我不知道被觸動了什麼，就在諮商室大哭了起來。她也沒有驚慌，只是靜靜看著我哭，說，沒關係，雖然一年了，但我們慢慢重新來過。

沒關係，我們慢慢地，重新來過。

週日早晨，自然醒。吃了爸爸手作的龍蝦沙拉三明治，配著溫水溫馴地吞下三顆抗憂鬱和抗焦躁藥物。貓七七還躺在廚房高櫃上，身子一半掉出了櫃外，我墊起腳尖抓抓他尾巴，他睡眼惺忪，眨了眨眼。

到了台中高鐵站，恍然上車時看著行李箱一個一個被挪移上下抬放，有種登機的畫面閃現。從台中到板橋，原來跟從台北到上海，人體搬運的差別並不大。說來弔詭，當我憂鬱症走到現在這樣沉重，反而能放下過去緊握在手心的執著，做出真正想要的選擇。

我不愛念書，休學了；大二開始的 Dream Job 就是到無國界醫生組織 MSF 工作，如今也有了時間進 MSF 辦公室；到個人服飾設計工作室協助銷售；專心寫作，出書；感受人與人間碰觸的火花，流浪凝聚起好多好多美好的牽絆；足夠謙卑地去演講，為這個社會做出一點貢獻。

好奇怪，這些反而是我病前求而不得的。總覺得人生中沒有什麼是巧合，我的個性造就了命運，而命運中只有必然。這些雪後梅花盛開一樣美的必然。

說是流浪，其實我把大半傢俬都搬到了高中同學暨大學同系同學可昕家。前些日子精神與身體狀況不好，非常需要有個除了我家以外的地方能喘口氣、轉換心境，便大剌剌厚臉皮地帶著一堆生活用品進駐了她家，還常常偷開冷氣。

雙人床的空間足夠我們兩個安眠，雖然她說我會在睡夢中踢她，但我還是成功在她床上開心地打滾。下午我們都躺在床上用筆電，倦了就一起大睡，她靠著我屈起的腿，說，想靠著我。

後來她拿起拍立得，說她不知道為什麼現在好想拍我，就是這個當下，當下素顏而平靜的我。她按下了三張照片，我垂首專心敲著鍵盤，和抱著貓咪入眠的樣子。可昕曾和我說過，無論如何，因為她的自私，她怎樣都無法接受失去我，即使她曾答應我只要在離開前，跟她說通電話。看著她說的「自私」，我哭了很久。

看了那些拍立得照片，我才知道那些夜晚貓貓摩奇其實沒有跟著我入夢，只是靜靜窩在我懷裡，寶石一樣的眼睛睜得老大，溫馴地陪我走入良夜。

摩奇習慣鑽進被窩裡，靠著我的手臂入睡。我把手輕輕放在她毛絨絨的頭上，感受得到她的呼吸起伏，感受到的溫熱代表著生命的體溫。她這麼脆弱，小小的一縷靈魂，在我身旁一呼一息，我很認真去感受「生命」這件事……心底有什麼被觸動，生命如此沉重，這是從上古荒漠一脈相承到如今生生不息的東西，一喘一息，都是命。

花了很長時間我還是不明白，手掌下的那抹生命代表著什麼，我試圖從他者中找到活著的依據，但一無所獲。她活生生的一隻小貓，會跑、會吃、會睡，每天很認真地活下去的樣子。而我無論完成了什麼，生命依舊空虛怎麼填也填不滿。

在復學前的每一天都是煎熬，每一天都覺得對不起爸媽養著這樣無用的我。我好像真的成了一個廢物，廢到無法資源回收的那種。無論逼自己去做了什麼都沒用，深深痛恨一無是處的自己。

我根本不知道自己活著的每一天為了什麼。自殺的誘惑很迷人，現在的我除了帶給身邊的人困擾好像沒有其他益處——甚至因為不安而瘋狂地想摧毀身邊的人際，破壞一切讓生命真真正正只剩下自己，這樣往地獄走去的負擔變得輕盈。

每天只要跟人相處都覺得緊繃而敏感。我一直記得同是中文系的仙仙學姊替我從美國買到我想要的洋裝，我們約了某日碰個面，但其實我心底很不安焦躁，我很喜歡學姊，但與人相處的恐懼讓我對於僅僅是「碰個面」都感到痛苦無比。

但仙仙是個如此細心體貼的人。我焦慮地細數待會碰面該怎麼辦，該說些什麼才好，仙仙卻忽然傳來訊息告訴我，「我放在大樓管理室了，妳有空可以下去拿～」

洋裝拿到手上，發現裡頭還有一封信和一條唇膏。學姊在信裡寫道，「我看見妳臉書狀態上寫不太想遇見認識的人，所以決定把東西放在管理室就好。……那隻唇膏的顏色很有氣質！送給妳。」

我不知道一個人怎麼能這樣體貼，千里迢迢替我買到了洋裝，又這樣悉心照顧地把東西送到我手上。我不知道該如何表達當下的感觸，鬆一口氣之外其實很想哭，這樣糟糕的自己還是有人愛跟在乎的，一面也不見地只是因為明白我的不安。

「不安」在我的生命中如影隨形。記得去行天宮拜拜時有位師姐跟我說「心要安」，好幾間廟求來的籤也都是要我安心。但恐慌、焦慮啊這些纏人的小麻煩趕也趕不走，最後依舊只能吃藥入睡，解決一切；偶爾又覺得，似乎是這些不安的拉扯讓我延續著生命，如此矛盾。

生命是不安的，起起伏伏的波浪一樣，攢緊這樣的不安，努力活下去。

不知道為什麼，住院的集體生活讓我的生活感知稍微恢復了那麼一些。早上迷迷糊糊地起床，入院的行李昨晚已經打包妥當，還是有種不真實感……對於住院生活毫無想像空間，是像電影《隔離島》還是《阿美寮》？

帶著藍色的大塑料袋，塞滿了盥洗用品、衣物、書籍、筆記等等雜物，奢侈地打了車從三峽到醫院，在車上用手機一一回覆著最後能回覆的訊息，待會進了病院，3C產品一律上繳沒收。

做了例行身體檢查，很快地就和我的住院醫生進行面談。年紀很輕，戴著細框眼鏡，乾乾淨淨地沒有蓄鬍，眉毛很銳利地到了眉尾，但一旦到了眉眼五官突然就柔和起來，簡直像是不那樣矛盾五官就會歪斜起來，恰恰好的矛盾。

病房空間不小，雙門大衣櫃、一把軟椅、陪病床、床邊桌，和單人加大的病床，簾幕一拉起來什麼也看不到，但護理師會三不五時巡房和安檢，有時候在午覺夢中被醫生叫醒討論個案病情，談完繼續沉沉入睡，安眠。

「很不習慣，突然沒辦法聯繫的感覺。」摯友 Chris 說。「當然也不是完全與世隔絕那種喏，就像是走在東區，經過酪梨牛奶店就會想到妳，拿出手機想和妳說卻突然發現妳接收不到……有什麼開關突然啪地被關掉一樣。」

「是誰都不會習慣啊，我也是。」有了規矩之後就是限制，「但這也是沒辦法的事。」我說。「集體生活。」為了和別人一起於是就得有什麼被犧牲掉，就像考試的標準答案，不得不放棄更細膩一點的什麼來讓「集體」變得運作順利。

音樂也是，不同樂器之間，有時候不是會在大編制裡一起演奏嗎？為了那個就得放棄本身的純律、最自然的共鳴，而改用一套不知道換算到小數點後第幾位的平均律來演奏。

這就是集體生活。

從去歲十月十六號和 E 認識迄今，已經整整四月有餘。起初她稱是我的小粉絲讀者，是個可愛的高中女孩，幾個月間和我傾訴了許多自己不好的情緒、跌落谷底時的感受與困局。

起初我不以為意，輕聲細語哄著，沒想到，她的人生卻從此被悄悄撥動了分軌器：她的狀況一下子如同失速脫軌的列車，疾疾撞上崖壁。憂鬱症重重纏上她，文字閱讀障礙、人群焦慮、抗拒社交……

我不知道能幫上她什麼，一南一北，能給的最多也只是言語上的輕柔誘哄，但平凡如我，怎麼有能力去挽救一個靈魂即將殞落如星辰？

前天她北上來看我和摯友的共同創作展《此時微光》，我和高中同學元綺也去了。元綺大學念的是師大美術系，我們說好，想側畫下許多脆弱而掙扎著的靈魂。和 E 見面後，不知道為什麼，心底一直有隱隱的不安，很害怕這是第一次也是最後一次見到她。

元綺將她的模樣細細描繪下，寫意不寫形，她一個人，在黑暗的現實裡緊握著自己渺小又脆弱的靈魂。

微光，我多麼希望能許給她，哪怕只一瞬也好。

我帶了依蘭花的香氛蠟燭，怕流浪主人學姊不抽煙，住的又是沒有廚房的套房，也許沒有火可以點燃，特地拿了打火機去。學姊載著我從府中站一路到她位於五樓的家，其實我們好久沒見了，卻沒有陌生的感覺——彷彿時常碰面一般。到了家，我拿出蠟燭，依蘭花香清香甜淡，標榜的是舒壓，我才要拿出打火機，就發現學姊房內也是一個又一個的香氛蠟燭。

點起依蘭花，怕火萎了，就擺在桌角裡上。學姊拿出普洱鮮奶茶，各給彼此斟了一杯，又端出兩道抹茶紅豆糕，都是我愛的食物——這樣的款待讓我有些心虛，流浪到學姊家，我只帶了一支從首爾買回的唇膏作薄禮，雖然也是悉心挑了顏色，但到底不及學姊這麼細心，連我不喝有糖的飲料都顧慮到了。

這時候花香才慢慢綻放，我不懂什麼前味基調後味，只覺得依蘭花怡人。學姊拿了一個鐵盒出來，背後印著是馬克吐溫，寫出「每個人都是月亮，擁有從未示人的黑暗面」、「愉快本身並非愉快，它只是不愉快的對比。這就是愉快的真面目」的馬克吐溫，香氛是菸草加上香草，多麼適合他的一個基調。

我們談論了許多關於生與死、快樂與不快樂、未來與當下。自從得了憂鬱症後，我好像被劃到了世界的另一個彼岸，不知道該如何述說「沒有情緒」這件事，也不知道該如何解釋，憂鬱並非因為感情、課業、家庭，而可能是天生個性如此，從小就是這般的每天不開心，但每個人都試圖想刨根究底地找出一個原因——例如你必然是因為逼自己太緊。這樣去簡化憂鬱本身，並不會助於憂鬱的康復。

我們聊到生命，聊到為何我們對生命的想像如此狹隘——為什麼人就是得掙扎著活到生命的最後一刻，直到你病死、老死或意外而死，生命如此扁平而絕然嗎？自殺並非是因為憂傷，並非是因為失戀，更不該簡化為「因為憂鬱症而自殺」，而是對生命有了另外一種想像。正如為何我們對人的想像如此虛無，為什麼我們一定要能夠開心才是正常的？為什麼我們一定要能夠規劃未來，才是好的？

我連我下一秒是否會繼續活著都無法確定，卻有那麼多人在問你，最近在幹嘛，未來打算怎麼辦。我跟學姊說，該怎麼去解釋呢——事實是這些東西 We don't give a fuck.（我們他媽才不在乎。）當你對生命已經失去情緒跟熱情，該怎麼去找回那種積極、開心的感覺，我們茫然了好久好久，回想這幾年，我幾乎不記得自己有開心的時候。

聽著輕柔的音樂，吞下安眠藥，我們一起擠在單人床上入睡。今天早上兩人安安靜靜地，很舒服地吃了頓早午餐，我拍了好多張她，不知道為什麼，就想留下這樣的時刻。我害怕有一天藉由文字我再也紀錄不下來，所以開始緊抓著相機，試圖透過影像留下點什麼。

我喜歡走在雨中，一個人的時候。那樣艱困狼狽地行在雨中，我想到答應了友人，為了讓我有活下去的理由，答應他要寫出三首詩，無論好壞。詩是我最不會的文體了，簡直就是難如登天。

一邊那樣慢慢在雨中前行，一邊慢慢寫著，像是在磨，磨出一個粗胚來，憋了一個下午才生出一首。

關於這樣的約定有好多：還要寫兩首詩（殺了我吧）、學會寫基礎程式、字要變美、學會騎腳踏車、還有十一場演講清大中山東奔西跑、創作展還沒圓滿結束……拖沓著人生，緩步走著，日子這樣一天天走過，也不知道是走近還走遠了。

雖然早早說過流浪計劃本身就沒什麼特殊意義，本質就是個到處到別人家睡覺吃飯、耍廢、吹冷氣的行程，但這次流浪主人還是被我嚇到了。

被我的廢嚇到了。

主人家原本想了許多要帶我去吃A、吃B、吃C，在台南晃D晃E，但一下高鐵到校園演講完，我們就被南國的烈陽逼回租屋處吹冷氣喘口氣。一進房間我馬上把演講穿的長裙換成運動褲，然後自動爬上床開始耍廢滑手機。

「要不要一起去吃……算了我知道了，我買回來。」於是從早餐、晚餐到咖啡、開水，我都沒有離開床，這也代表，從演講完直到回台北我都沒有離開房間過。

對，我就是大老遠下去台南演講一趟，然後在主人家睡覺、滑手機、看電影、放音樂廢了兩天，完全沒出門。

「我有想過妳說流浪計劃是耍廢，但沒有想到……」「這麼廢」這三個字他沒說，但完全就是意在不言中。

吃了雪糕、杏仁豆腐、綠豆湯，到了他家，我才發現房間除了生存必需品之外，乾乾淨淨的——窗明几淨的，陳設單調的，好像開門走進了另一個空間，空蕩蕩的空間。沒有任何多餘的色彩，只有很淡很淡的陽光、一張書桌、一個衣櫃、一張床、一個五層櫃、一扇不太透光的窗、一個矮櫃，沒有任何雜物的陽台。

沒有任何除了生存必需品外，關於生活的擺設。

就像個隨時準備離開的旅人，只是短暫停留一趟商務旅程，馬上得匆匆離開，前往未名的下一站，但他分明已在這邊住了一年。

我有點失禮地問是不是跟他過去輾轉寄居在不同親戚家的經驗有關，他說不知道，或許吧。但他很愛很愛這個城市，決定在這裡生活一二十年的。他說他很注重生活品質，我半開玩笑地嘲笑他「沒有自己的生活。」因為多少從一個人房間看得出他獨處時是怎樣的模樣。他大概不常待在家，所以家裡只有基本的生活機能，沒有佈置，並不是他放鬆或舒壓的地方，連珍藏的古董車牌也只是隨意地擱在櫃上（我差點用它來蓋滅蠟燭）。

我們也點了依蘭花的香氛蠟燭，很舒壓地適合入眠，房間裡都是香氛和手沖咖啡的味道。他很喜歡沖咖啡，磨豆子的香氣很迷人，我跟他說，房間需要一些類似咖啡豆的東西，例如黃色的小夜燈、香氛蠟燭、一個早晨起來與睡前能奏起舒緩歌曲的音響、一台正常一點的吹風機、除了書桌外的一個小茶几，幾個軟枕……否則回到家，明晃晃的白燈照著一室空蕩，該有多難受。

播了一晚我愛的歌，看了場我愛的電影，看完哭了許久，哭累了就洗澡睡覺。他說我能哭真好，他已經忘了自己上次大哭是什麼時候。

每次大哭完必頭痛感冒，他說我晚上一直咳嗽，幫我加了件棉被，但吃了安眠藥的我沒有任何知覺。早上他倒了杯溫水給我，吃了早餐和藥，恍惚又躺下睡了兩個小時，才又匆匆忙忙地趕上高鐵，搭上回程的車。

整趟流浪被照顧得很好很好，大老遠帶了單眼去卻忘記替他拍張照，也來不及感謝他。下次見面，總得提醒自己，記得透過快門留下他某個時刻一瞬的模樣。

其實早就從北部回到台中了。坐在高鐵站裡，卻沒有想出去的意思，好像在等什麼，卻也沒什麼好等，無以名狀的期待。

身邊的人都在講電話，一通通撥接接撥，行李箱滾輪刮刮刮地一次又一次磨過地面，刮刮刮。輕躁帶來的愉悅很快地一下就掉下來，砰地一聲。我突然不知道自己坐在台中高鐵站是為了什麼。為了又一次帶給朋友麻煩，為了又一次讓家人擔心，這種事嘛，身邊的人能承受多久都不知道。我自己也是一團亂。

我覺得就算坐在這邊到半夜十一點也沒關係，一個人，很安靜。空間就這樣停在這裡，行李箱繼續摩擦地面，廣播一次次重複著下站停靠，人們喝著速溶咖啡，等時間，或等人，或時間不等人地狂奔。

大家都有自己來到這邊的目的，不知道像我一樣坐在高鐵站發呆的有誰，如果有的話好想認識一下，或許我們也可以一起喝一杯熱咖啡，繼續看著時空在這裡流轉，卻在我們眼底停滯。

想起昨天跟公視的夥伴見面，導演說，我像是把人的善當作0，作為一個理所當然，然後赤裸裸地去面對這世界的惡，因此才會這麼痛。而這些痛苦，特別是苦，其實才是人生真實的一面。

我們選擇看它、深刻感受它。視而不見、聽而不聞是甜，真實在那底下，在舌根的是苦，隨著雙眼所見越多，醞釀地苦會漫開，才知道舌尖騙人的甜是人生的假，最終你都是要面臨那個苦、那些惡。沒有那些惡與對立，真理無法被闡明，我們的人生更演不出如此精彩的一齣劇。

「製造衝突，進行選擇，然後製造更多衝突。」人生大抵如此。

像是在上戲劇學一樣，我的人生，或說我們的人生，終究需要幾個衝突、矛盾、苦痛、惡人、善人，來成就一齣完美的人生劇場。謝幕之後，再向彼此說聲謝謝，辛苦了。

謝謝，辛苦了。

有位陌生的讀者，幾個月前時常傳來文字攻擊，次數多了，我忍不住回應，澄清了幾個誤會，並跟他說，如果我的言行有任何讓你感覺到被冒犯的不適的話，我向你道歉。

安靜了兩個月後，才再次捎來他的消息。他靜靜地向我道歉，「我覺得人生路上真的滿多挫折的，有時候想證明自己能力、生活不輸人，就細細閱讀別人文章再絞盡腦汁文字攻擊。攻擊完快樂也悲傷，畢竟那種快樂悲傷都不是原本自己。這封訊息兩個月後回，滿抱歉無法一時沉澱。不希冀你馬上寬諒……」

我跟他說謝謝你，讓我知道事實上我並沒有寫出什麼傷害人的文字。其實他的訊息我反覆看了好幾次，好幾天。他說，「攻擊完快樂也悲傷，畢竟那種快樂悲傷都不是原本自己。」這句話像詩，不知道為什麼哀傷得幾乎要擊垮我。

憂鬱症的時候也讀佛經，總覺得世間千人一相，《金剛經》寫道「還汝本來面目」得要「無過去心，無現在心，無未來心，還汝本來面目。」

我並不信佛，但有時讀經，卻怵目驚心。去年有緣修了禪宗思想的課，翹了大半年，只點卯似地去過四五次，卻一直記得《六祖壇經》裡也有這麼一句「不思善，不思惡，正與麼時，那個是明上座本來面目？」註

畢竟那種快樂悲傷都不是原本自己。我在憂鬱裡泅泳，有時與死亡掙扎，有時和這世間千萬道理相悖而行，一個人吃下所有情緒，獨坐鏡前，也慢慢忘記原本的自己。

那些好的壞的，我通通不記得了。

註：

若人能不思善亦不思惡，心不執於善惡、不執對立兩念，到了那個時候，便得明心見性、看見真正的自己。

每次演講完，都會有一些聽眾留下來，想跟我說說話。有些是鼓勵、有些是溫暖的感謝，但絕大多數的，都是傾吐不敢宣之於親友的艱辛以及無助。

每一個人對我說的話，我認真聽著，不敢漏掉一字一句，我好怕這是對方唯一一次願意敞開心房求援的勇氣，錯失了拉人一把的機會。雖然總是無法馬上給對方一個解開心結的答案，但我願意聽，並細細地說，把這個故事留在心裡，默默咀嚼，告訴自己也告訴他們：辛苦了，真的，大家都辛苦了。願意將自己的瘡疤揭露給一位陌生人如我，想必也要很大的勇氣，也實在是無助了吧。

今天早上上珮馨老師的課，珮馨開的課程是〈現代小說與習作〉，下課時想和老師說明一下我生病的狀況，先和老師道歉未來可能發生的事，諸如出席率極低、無法應考、上課恐慌症發作、人群恐懼等等過去曾發生過的事。才走到講台前，還沒開口，恐慌症就發作了，雖然只是極輕微的。我一邊哭一邊說不出話，也無法動，張口無聲，珮馨老師原本急著趕去基隆開會，看見我的狀況，就放下了手邊的事。

我很愧疚，跟老師說對不起，我可能會沒辦法好好上課。真的很對不起。

珮馨說，沒關係，只要你盡力就好了。真的不行，在課堂上出現一下，讓老師知道，妳還在就好。

我突然覺得這場景好像每次演講完後，眼眶紅著來找我的讀者們。希望我能一如我的老師，總是如此敦厚，細心傾聽，用心相待。

下午出門的時候，發現天氣很好，自己在路上走了一圈又一圈，然後回家泡了茉莉花茶，看著它在透亮的玻璃杯裡徐徐展開，接了許多通電話，處理一些瑣碎的事。貓貓摩奇一整天跟在我旁邊睡覺，我走到哪兒哪就睡到哪兒，安靜地，靜靜地蜷伏在沙發上，耳朵尖尖的跟著中庭的聲響一動一動的，半睡半醒，如果撫摸她的背脊，她會輕輕喵一聲，可能是招呼或髒話。

二零一六年的夏天，四月二十二日，距離畢業不到兩個月，我選擇休學。我想我撐得夠久了，這本來就不是我該走的路，所以我靜靜地選擇休養了。想起二零一二年，入學的那年，對大學有好多好多的綺想，想著夜衝、夜唱、選課、社團、學生會，甚至還想改變這個校園不美好的地方，很可愛的夢想，而後來，二零一三年成為學生會會長後，或許有改變到那麼一點點。

然後我遇到了很好的直屬學姊，她一直是我心中美好的象徵；遇到了許多夥伴，是生死之交的那種。我一直沒有好好當個學姊照顧學弟妹，所以大四時遇上了個大二的學妹室友，就忍不住想對她很好很好；朋友的女友是系上學妹，雖然沒有交集，但有了機會，還是努力到處搜集了好多她會喜歡的東西，來報答朋友幫忙之情。

然後，我沒辦法跟你們一起畢業了。

雖然我們拍了畢業照，我們一起焦慮著畢業後該怎麼辦、一起找著工作、一起學著怎麼面試、一起經歷一場場失敗，但我沒辦法跟著你們，一起領到那張象徵走完大學之道的證書了。我留在這兒，而你們向前走。因為我的身體或心力，很累很累，我找不到解方，無法再跟著你們一起。

曾經寫過〈寫在畢業之前〉註，想想那時候真有先見之明，或許已經預料到自己走不完這條路了。休學或許無助於我的病情，我可能會一直一直糟下去，還是有可能有意外，還是有可能離開，但我想目前我也只能這麼做了。對不起，我中場離席，一起拍畢業照的那天，誰也沒想到。

但我們還是會一同敏感著，我會聽著你們上研究所被教授壓榨的苦水、上班的辛酸疲憊，會看著你們走過很多很多條路、一起共感著這個世界，痛苦、美好、歡喜、感傷。你們可能會因為社會變得麻木，但別忘記你們的溫柔，還在我這兒留著。

我們誰也不孤獨，二零一二年，一起在盛夏走入臺北大學的我們，誰也不孤單，沒有誰被留下，我們都用各自的腳步，往前行走，走著走著，像童謠裡一樣，我們都牽著手。

註：請見蔡嘉佳《親愛的我》。

致畢業的你們

今早，七點半就起了床，原先想到文院，給將在今天畢業的同學兼好友們各一束我最愛的綠色繡球花束，點綴幾株淡淡雅白的花骨朵，抱一抱惠玲和光儀，這兩位在我最辛苦的時候，願意伸出援手的兩位師長。但想了好久，我還是沒有勇氣走進文院。

其實畢業快樂個屁。

休學後我開始正式踏入養活自己的責任，擺脫學生身分，各種試穿工作、演講、出版合約……亂七八糟的人生接踵而來，在社會中疲憊打轉。沒有了「我還是學生」做為保護傘，只有現實的工作、談判、金錢、演講，茫茫荒漠裡你再找不到直直的一條、安穩地、踏滿前人足跡的升學正軌。

你必須自闢洪荒，渡蒼漠黃河，更加謹慎勤勉，用力的活著。

但請不要忘記你十八歲初入大學時的眼神，那充滿憧憬、興奮、一些些緊張和野心，卻又溫柔純粹的眼神。永遠不要被生活拖垮了生活。

畢業快樂個屁，恭喜各位，歡迎加入社會。

輯二

無法編輯的

我們像白蟻的翅膀
風一來就死亡

看不見遠處的海
於是只好從橋上跳下

從你身邊走過
包裹著藥丸的糖衣
聞不出死亡的腐臭

在泥土裡靜靜躺下
作為塵埃

有時候我在想，文字帶給人的感動究竟是什麼？有些字句從眼前滑過，忍不住，指尖就停在了那些字句上，如果真的要說，感動我的多半是「真誠」吧，誠摯的文字讓人在這個黑矇世界中找到一絲縫隙，能窺看人們真實的內心深處。

他很寂寞，他所想要的，不過是給我一個擁抱也好，讓我走出人生的雨季，為我撐傘，一同在雨中漫步，等待艷陽降臨。很多人是這樣的，非常非常寂寞，卻難以述說或找到一個開口，傾吐寂寞。

但文字可以。這個城市裡的文字處處充滿寂寞，滿到讓人窒息，沒有比這更深的海洋。它藏在字裡行間悄悄地向外窺看，有沒有那樣一個擁抱，一把為你避雨遮風的傘。

我時常為那些隱蔽在歡笑言語下的寂寞、與世界的真空而難過，那是最最真實的東西了。文字是媒介，它同時也是一抹幽魂，飄蕩你的真實在其中，倘若，倘若靈魂有幸共振，像玻璃杯緣抹上水滴，山谷回音的共鳴，即便在下一秒就毀滅，我將看見你。

語言跟文字是水。有時候我很驚訝於人跟人之間是多麼吝於去表達，於是製造出深不見底的鴻溝橫亙其間。溝通有時凜冽如霜刃，一句話就能將人打入寒海無盡；有時燦爛若煙花，暖入心肺，一如大雪既下的聖誕，在燈火盞盞間你給我一個最緊的擁抱。

跳脫自己的世界與情緒，試圖去理解與尊重他人的想法及作為，並不是一件輕易的事，更何況中間卡著溝通這條長河。我一直努力去做一個願意溝通並且嘗試理解他人的人，於是藉由言語或文字，捧住了一些下墜的靈魂，拉起搖搖欲墜的生命，無論如何都希望這些與我交集深刻與否的人，都能好好的。

承接著這些重量的同時，我發現自己變得冷漠，變得無法去依賴或伸出求援的手——大多數的時候我沉默，用藥物死死壓住那些要衝破關口的輕生念頭。連撒嬌或抱怨都變得艱難，因為不想帶給人困擾、因為怕打擾別人的生活，怕一切都是自己的任性，最後又生生受了傷。

畢竟大家都有自己的人生要過啊。

如大多數的你們所知，我一直承受著憂鬱症的影響。發病的時機與頻率，通常無法自主掌控著，全權交給疾病領導。甚至在生活中平靜舒適的環境下，也會突如其來地被憂鬱襲擊。

今天一樣在華山無國界醫生MSF工作，下午突然地整個人情緒低落下來幾乎要崩潰，沒有任何前因預兆。我躲到廁所吃下鎮靜藥物，繼續撐著在展場裡忙碌。今天工作人員少，更不能因此拖累大家，是負責也是意志力，總之得撐著。到了七點藥物副作用開始上來，很想嘔吐，頭暈目眩，MSF的姐姐發現我狀況不好，問我要不要先下班回家。但當下我其實無法自己移動，就被帶到通風的地方坐下來休息。一方面覺得自己因為疾病又給人帶來困擾，一方面也生自己的氣，為什麼意志力不夠強壯，如果總是如此，我到底該如何好好生活？休息到八點實在沒毅力，MSF的姐姐要我趕快回家，然後到家報個平安讓他們知道。我努力走到忠孝新生站，一有位置就閉眼坐下，搖搖晃晃終於到三峽，鬆一口氣，可以好好躲著崩潰。

昨天韋智為〈VStory〉註採訪我，我們談了許多很有趣的事，容我的記憶力無法讓我一一細說，屆時等到他的文章出爐，必定非常精采。其中他對於「失去開心的能力」這件事相當吃驚，他抱著頭說「我無法想像沒有開心情緒的生活是怎麼樣。」我說，就像年輕時你愛玩一款線上遊戲，為了它可以花費整個盛夏時光，無論日夜，你總能在遊戲裡得到樂趣。

但有一天你長大了，或是興趣變了個性變了，這款遊戲再也無法讓你提起半點興趣，你再也無法像從前在遊戲中得到莫大的樂趣，它變得食之無味，乏味空洞，無用而空虛。這款遊戲就是我現在的人生，而我陷入程式當機，從此無法點選「離開遊戲」。（曾經點過，失敗了。）

我還在這遊戲中呢。

註：

〈VStory〉為一網路平台，報導募資平台 flyingV 上的專案故事。

我一直認真期許自己要做個正直善良而柔軟的人，但現實往往並不。我無法秉持著這樣的心態繼續活下去，如果要寫一句向這個世界道別的話，我只想的到四個字，珍重，平安。諮商師評估我自殺的傾向太危險，每次無論是問診還是諮詢時，醫師和諮商師都會告訴我，真的受不了了，就去掛急診，會安排我住進精神病房，至少在那裡我是安全的，無法傷害自己，用自由和意志為代價換取。

我什麼方法都試過了，唯一還沒試的只剩下住院一途，我想我已經絕望到把它當作最後的機會，給自己最後生存下去的機會。但身邊的人無論是家人還是朋友都拒絕了這樣的方式，他們說我會崩潰、或許一住兩三年，或者，住到精神真正違常也說不定。愛人問那他能隨時來看我嗎？媽媽問那她想接我出來，就可以嗎？答案都是不行的，在那個環境患者被隔絕起來，作為一種文明上稱之為保護的行為。

有人說我的文字太溫柔，感情太濃，她承受不了這樣濃重的情感。我看見的時候其實很茫然，我內心已經是再荒蕪不過的一片沙漠了，甚至不是細軟軟的沙塵，粗礪得讓人不適不安。我很冷漠，當然要假裝熱心熱情也不是難事，但當一個人連對自己都可以很殘忍的時候，你實在不必期待這個人有多溫柔——卻有人說我的文字情感太重。我一直相信文學這種東西，是會真實反應出作者本身的身心狀態，可是偏偏我的文字卻和本人大相逕庭，而那些文字卻偏偏是我真心一字字寫下，這樣嚴重的扭曲感有時候讓我感到撕裂且不安。

書架上放著《圍城》，是大一時修文學概論買來寫報告用的文本。那時候寫了八千多字的分析，讀了整冊《圍城》，如今再看一次，卻覺得被困住的不是情感、不是婚姻，而是那樣的文字被死死地困在一座牢籠裡，逃不出、也進不去，壓迫得讓人近乎要窒息。覺得我也被自己給困住，無論是情感還是文字，四面八方都是高聳的城牆，牆頭是虎視眈眈的一頭頭巨獸，隱沒在黑暗中，只剩下一雙雙靈敏狡猾的瞳孔閃著光。

諮商師說我需要給自己一些光、一些救贖，而我所能看見的，就只有這些光。

我知道我的身體狀況越來越糟了，今天在往公館的路上，又莫名地整個人重摔一次，腦袋一片空白。前幾天也是這樣莫名摔倒的傷口又被搓磨了一次，見了血。

有些茫然地，任由它留著，滴到了鞋子，才突然想起今天穿著紅色的鞋子，看不出沾染過血漬。到捷運站的廁所把血水擦乾淨後，我突然想起小時候下課總愛奔跑，跌倒了，就往保健室去，一路上由朋友陪著，好像自己是最勇敢的人。

前幾天在學校門口摔倒，一時反應不過來，腦袋在那一瞬間是空白的，我清楚知道我沒有絆到任何東西，而是就這樣直直地突然撲倒在地。

在那一瞬間我覺得有什麼失去了，我又失去某部分的身體掌控權了嗎？我提著裙擺讓它不沾到血，一個人一步一跛地走向大學的保健室，被安置好，擦去傷口上的砂礫，塗上藥膏，壓上紗布，貼上幾條透氣膠帶把隔絕細菌的白紗布給固定好。

保健室的護理師說：「一定很痛吧。」然後一臉不忍地為我洗去傷口上的血，總覺得跟小時候顛倒了，小學時踏進保健室，護理師總是不斷告訴我「上藥會很痛，要忍住，不可以亂動，不可以哭。」

小小的那時候的我，就咬緊牙關忍住上藥的痛，不哭，不能哭。上了大學，卻是那樣的溫柔告訴我「一定很痛吧。」

我點點頭說，真的很痛。

人生中總有很多痛，在你尚未準備好的時候襲來。我的人生在二零一五年突然地從錦繡被病症絞成一團爛布。

我不知道這樣的痛還要持續多久，我的傷口，還有此刻我正在陣痛的頭，以及我的人生。很多時候我都想棄世而去，但我真的怕痛，很怕痛，在我曾經絞上自己的頸脖後，我知道那樣的痛，也更畏懼跳樓的痛。我不知道什麼時候才能停止這些折磨，還我一個歲月靜靜、安好。

我幾乎忘了初衷，翻著以前的紀錄，恍然如前世。

想起自己秉持的念頭是，我不希望任何一個精神疾病患者感到孤單，我想每個人的身體裡都藏著一個小小的因子，僅僅是一條很薄弱很薄弱的界線，有時候就那樣砰地破碎，再也回不去任何一個立足點。當你感到無助、感到孤單、懷疑自己究竟做錯了什麼，為什麼崩潰會如此突然地襲來，我只想說：親愛的，它真的沒有由來。

我們的人生都經歷過許多不美好的事，因此變得更加堅強。但在那些未名的原因之後，我們的堅強此刻消失了，就像星辰殞落，流星劃過天邊的那一瞬間，星光閃爍著燃燒殆盡。僅僅是那一刻的消失，我們就墜入憂鬱的深淵中，在鏡中凝視著陌生的自己，在淋浴時擁抱著哭泣的自己，手足無措，所有的、所有的理性與冷靜破滅——並非我們不曾擁有——毫無原因地想傷害自己，甚至傷害所有生命中的羈絆。

停不下焦躁、眼淚、憂鬱、憤怒，毫無力氣。

這樣的你並不孤單，許多許多的人，數不盡的無眠的夜晚，都正承受著同樣的境況。簽書會當天，有位特地從香港遠赴而來的爸爸，寫了封信拿給我，他說，他曾經也以為女兒的憂鬱症僅僅是叛逆期，最後他終於明白，真的有這樣一種痛苦無以明狀，瞭解與陪伴之後，他煩惱得幾乎也要陷入崩潰之中，觸摸到了地獄的邊緣，似乎烙上了印記，再也拉不回來。

而現在的我依然如此，對著自己有好多的憤怒跟暴躁，往靈魂深處走去，是一片荒蕪的斷垣殘壁。我討厭看見鏡中或照片裡的自己，是那麼地面目可憎，這樣的我根本不值得任何人愛。

但我要不斷地、不斷地提醒自己，像一個咒語，無論什麼時候，永遠不要忘記愛自己，不要忘記愛自己，荊棘路後便是玫瑰，乘船渡過深淵，攀上高嶺，終究有那一天的，對不對？

「有時候半夜醒過來，我會害怕得要命。如果我還一直像現在這樣扭曲歪斜著再也不能復原的話，會一直待在這裡漸漸地枯萎腐朽掉吧。」

我一直覺得自己算不上討喜的女孩，雖然也沒有想討好誰的欲望，但要任性不夠，要瀟灑不足，要可愛身後又總是拖著黑暗的泥淖，要魄力又沒有女漢子大刀闊斧的氣魄，不上不下的尷尬，唯一的美德大概是獨立而且不怕寂寞。

醫院生活最大的好處就是規律的寂寞。七點吃早飯八點服藥；不吃午膳也不參加任何團體活動的話可以一路睡到下午六點一樣吃飯服藥，最熱絡的時光大概就是夜間七點，大家群聚在電視機前聚精會神地看重播的《芈月傳》。

每天早上八點的廣播「各位早安，現在時間是一月八號早上八點，……」不知道為什麼有種在長途飛行中被機長廣播叫醒的錯覺，機長用英文迅速模糊地廣播一遍，接著開始遞送飛機餐，可能是餐蛋蘑菇配火腿加上一杯橙汁。

在這裡時間流動異常，如果時序就停在這裡我也不覺得奇怪，幾乎感受不到時間的流逝感。時序凝固，病房內沒有窗戶，我自體孤僻，不那麼常到走廊曬太陽。如果不是兩餐按點按時送來，我根本感受不到日夜更替。

我蝸居在小小的病床上書寫，護理師總是親切地提醒我有桌燈，我搖搖頭跟他說我不喜歡亮，於是他也沒多說什麼。

現在又是幾點了呢？

對面的病床

今天友人 Chris 被警衛阻擋在了病棟外，因為忘了拿陪病證。說來有點笨，但這樣傻呼呼急匆匆地就跑來看我，真的是很可愛。收到了朋友郁棻捎來的信和兩盒甜點，一本《孤獨的反義詞》。作者在和我一樣的年紀倉促去世，但實在不得不讚嘆她的才華洋溢，每篇隨筆和小說都精彩得無以復加。郁棻深知我愛看的書，大老遠地從新竹跑到台北，見不上我一面，只能隔著鐵門，傳遞她的關心和擔憂。

對面的病床有個年輕女孩，總是笑笑地，柔和的聲音在病房裡很有撫慰的效果。她老公每隔兩天總會來探望她，今天似乎帶了個她夢寐已久的貓玩偶來，忍不住低呼「這個很難買到耶！」男方的聲音總是低低柔柔的，很輕，近乎呢喃，聽不太清楚。

另一床的女人我想她很寂寞吧，總是打著一通又一通的電話，詢問 A 在不在、B 忙不忙，在病房裡高聲說「無聊得想撞牆你知道嗎」常常這樣地重複。我不大明白，這裡的「無聊」對我來說或許就是最好的事了，心裡安靜。

聽她說，在家裡長期以來受到丈夫和女兒的家暴，身上青青紫紫，女兒見父親可以拿母親來出氣，就學了起來。她說她無處可去，一個家待了二、三十年，現在搬出去一個人生活，從醫院走出來，也沒有誰在等著她，那樣的寂寞。

病房衣櫃裡的紙衣架上黏貼一個又一個名字，陶娟娟、張麗英、胡曼紋、梁淑芳……這間房間住過一個又一個的主人，名字連著出生年月日毫不含糊地寫在衣架上，字字確鑿。

伸手撫過那些名字，上頭印的日期、出生年月，如同我左手腕戴的病患手環記載的訊息一樣。他們現在在哪裡呢？過得好嗎？還「在」嗎？以後我的名字也會留在這兒吧，下一個掙扎著的人兒也會看見我的名字，不知道他會怎麼想我，是不是也會伸手一一撫過那些名，那三個又三個字，像咒語一樣悄聲念出。

人在這兒來來去去，什麼也沒留下，除了單薄的一張又一張的貼紙，其餘的，什麼也沒有。

離開這裡時，我慎重其事，近乎虔誠的，撕下一張寫有我姓名、出生年月、房號的貼紙，貼在最後一個空白沒有貼紙的紙衣架上。

這裡是精神病院，二號，三棟，十八號房，二床。

許場美夢

「我好希望憂鬱症只是一場惡夢，只是，怎麼永遠都不會醒……？」對話訊息跳出的通知，在進捷運閘門的一瞬間刺進眼底，心裡一抽痛，幾息之間，我竟無話可說。

她才過二八年華，卻問出這樣苦的滋味。我能怎麼答呢——到底我不是精神科醫生，不是臨床心理諮商師，我也在害怕，言語的拉扯間，會不會讓我們彼此都支離破碎。

苦澀在舌底打了轉，「如果夢不會醒，就讓惡夢成為美夢。」澀澀地道，明知多說無益，也是哄人的話罷了，但還是忍不住，忍不住想伸出手。眼眶生生都紅了，反覆打了好幾句話，又刪掉，最終只得硬生生擠出這句，乾扁扁的句子。

她才幾歲的孩子，就要學會自己忍著發病的不適，不敢在父母面前發作，更不敢煩擾別人。她每每忍俊不住向我訴苦一二，卻又得愧疚自責五六七八分。世事本艱難，哪有什麼事，是一人頂得下？人這一生，說到底不過是你與我、我與他之間的羈絆而譜，人若不相伴，孤苦要至死才方休。

想起因疾病煎熬的孩子心裡便泛酸，若真有奇蹟，我虔誠祈禱，能不能，許她一場美夢？

夢魘

前晚做了一整晚的惡夢——其實到現在我仍舊不確切地知道，那是夢境還是現實。在夢裡我的身體完全無法動彈，我用唯一能動的指尖，用力抓住枕邊人的手，指甲深深陷入，向他求救。

但夢裡沒有人救我。就像日本動畫導演今敏執導的電影作品《盜夢偵探》註一樣，我在夢裡掙扎著醒來，卻發現還在另一層夢境中動彈不得，我用指甲、用喉嚨、用一切還能發出聲響的方式求救，尖叫、抓床，卻還是被囚禁在夢與現實的交界，前腳在迷霧的出口，後腳卻沉沉陷入漸乾的水泥池，僵硬、無力。

這是真實還是夢境，每晚的八小時，在這之中不斷輪迴的我，慢慢也倦於去分清。

我試過不吃藥睡覺，天光都已經大亮卻怎樣也入眠失敗，仍舊靠藥物去牽引我的睡眠。好羨慕摩奇總是蜷曲著毛絨絨的身子，就能有安穩的一夢。

睡著時承受每晚輪迴的噩夢，醒來忍受副作用。思緒總是一跳一跳的，像小丑戴著扭曲微笑的面具走在懸空的繩索上，要好吃力才能集中精神，稍一鬆懈就會墜落，整個腦袋瓦解。

真的好倦，我只想什麼都不做好好養病，但現實卻不斷告訴我不能什麼也不做，不斷逼著我前進，因為社會告訴我「你該成為個有用的人」，情人告訴我「你該成為值得託付的人」。但很抱歉其實我兩者都不是。

諷刺的是，一邊清楚地這樣倦世的我，卻還是無法擺脫現實的制約，開會、演講、社交、微笑，努力給他人溫暖和愛，卻一丁點也沒保留給自己。

我一點愛也沒留給自己。

註：
《盜夢偵探》改編自日本作家筒井康隆的小說，以精神治療為題材，內容為夢境、現實與超現實間的層層交錯。

因為服用安眠藥物的關係，一向睡得很深，如今也很少做夢了。昨晚忘記服藥，竟然奇蹟似地仍舊入睡，少見地又做了夢，陷入那深長的回憶——不，回憶並不是說我曾經的記憶，而是我曾在夢中經歷過無數次。這是我從小到大，不斷重複夢起的夢。

夢裡是我是個孩子，在一片荒漠，荒漠的丘谷下有一片異境，異境如其名，美得不可思議。有一幢三層樓高的小屋，正面一樓有三扇大窗，樓頂是尖尖地閣樓，木造的，卻堅實。臨著一汪像海洋一樣藍的湖水，我在那兒長大、看書、學習、作夢。

像開關被切掉一樣，一切突然終止了。

再次開始時，我已經是個成年人，在荒漠中生存。我跟著朋友回到那片異境，異境所在竟然也成了一片荒野。湖水乾涸了，小屋也變得破舊而腐敗，裡面堆積著漆黑的髒水，我們一缸一缸地將髒水扛出，終於能夠踏進小屋。小屋裡還殘留著我兒時成長的痕跡，即便如今面目全非。

我說我曾經在這見過人魚，在那片消逝的湛藍湖裡。他們說，這個世界上早就沒有了人魚，有的只有一片又一片的荒野，無窮無盡的沙漠。人魚不在了，湖水乾枯了，可那小屋明明就仍在那裡，證明他們曾經存在過。

醒來有些失落，夢其實很長，像一部長達三小時的劇情電影，片段式地不斷跳躍剪接，我們甚至在沙漠的無盡處找到繁榮的神之國度，人們有著異常堅定的信仰，政教合一，而我默默地，總覺得兒時在異境孤立地成長、而後消失的異境，都與這個國度的信仰秘密有關。

我想那種醒來的失落，是來自於對美好事物離去的不捨，就像是，我們都曾經和某個人點了兩杯不同口味的冰淇淋，彼此交換口味；在夏日午後，即便曬著熾膚的艷陽，也要到海邊與浪花相見；曾經坐在學校的草皮，無憂無慮；或是夏天，他為你買了一杯滴著冰珠的珍珠奶茶；在最悲傷的時候交換一個顫抖而纏綿、熾熱的吻；或是夜裡，貓咪悄悄窩進你懷裡，全然信任地翻肚入夢；又或是你愛的他，千里迢迢打了通電話，只為了問一句你在幹嘛。

是小時候受了傷，能衝進媽媽懷裡大哭；是和同學吵了架，能向老師告狀；是他問你宵夜想要吃什麼的時候，不需客氣地說「謝謝不用」，而是任性地說我才不要吃雞排。

是，你愛的人，也恰好愛你。

我想這就是我眼中的人魚，美好到不存在這世界上，魚鱗熠熠發亮，折射著湖面波光，是最美麗最美麗的湖水綠，在波浪與波浪間悠遊，翻騰竄向湖水最藍的那處湖域。

致我們最美好的時光，帶去幾朵即將在下一秒瞬間消逝的浪花。

我們都在等待青春時的亮光，點亮人生一如瀰漫濃霧的森林，枝葉繁茂，陽光不輕易照煦下來，圓圓的亮點偶然灑落在指縫間，於是我們等待同樣失落的星光，曾經無憂躺臥在軟絨草皮上，仰望的那片銀河。

青春也就是坦率無懼地去愛去恨，隨著時光沙漏一點一滴從玻璃瓶頸間散下，卻再也無法倒置過來。有好多幻想、夢想啊，像萬花筒似地在眼前轉著、迷暈了眼，四季就這樣輪轉過去，年復一年。

想試圖再次點亮那道光芒，火柴卻已經浸潤。沒有人能告訴我們青春逝去的理由，我們都是每一天失眠所見的失落的晨曦。

輯三

盲

望著大雨在九樓窗外
窗紗被沒關緊的風吹得飄散
如此清晰的畫面一如
早晨時你落在條紋襯衫上的黑髮
那樣的味道

我常常會看著你
憂愁的模樣
你低頭時的睫毛
別過側臉的線條
未開口的話
凝滯成無聲的對白

我們的視線再也不交錯了是嗎

什麼時候呢你
學會了沉默以對
以成人的世故來圓滑結痂的疤

什麼時候呢你
學會了言不由衷
沖刷掉磐石的真實

坐在紅色扶手椅上
淺灰色的襯衫穿著你
俯首一字一字為我朗讀
翻頁的時候
我記得溫度
我想想
從我們指尖交觸只剩下南極的雪
擁抱成了北海融冰的寒

什麼時候呢我
也慢慢忘記
忘記陽光的模樣
忘記
學會怎麼去看你

愛如閃電

昨晚和失戀的朋友一起看了電視劇滾石愛情故事的《鬼迷心竅》，好淡好淡，好輕的一部片，像山水煙雲的筆墨畫，淡墨蘊染，在宣紙上渲散開來，情緒在畫作間緩緩流動。

許瑋甯飾演的女主角，和電影《我想念我自己》（Still Alice）裡的主角一樣罹患了早發性阿滋海默症，記憶會隨著時間逐漸流逝，開始記不住周遭的人名與面孔、忘記曾發生的事、以為走失的愛貓還在身邊、在熟悉的路口驀地惶然迷途……

她遇上了男主角，一個大三的年輕男孩，跟她一樣熱愛藝術，相信藝術真正的價值不在於金錢，而是美。在許瑋甯的古畫修復工作室裡，他們相遇了。男主角記得與她相處的每一日、她愛的咖啡、她喜歡的甜點、她在佛羅倫斯的回憶，他們一同去過的每個地方、看過的書、修復過的畫，陪她看診、叮囑她服藥，寫上好多好多張備忘紙條提醒她該記得的每件事。

但她每天醒來，卻不記得關於他的一切。他的名字、說過的話、共處的回憶……男主角說，即便妳不記得我的名字，我會每天每天告訴妳一次我們的回憶，永遠永遠，陪伴著妳。最後許瑋甯選擇離開了，離開男孩所在的臺灣。就像四月十九號，我試圖離開的那天一樣。

因為是不可能的，因疾病任性地拖累另一個人的人生，看不見任何未來的交往，不斷消耗對方的能量與愛維繫著感情，其實不走，又能留多久？不走，花萎時的模樣是不是更加脆弱？

我會忘記和愛人的對話，忘記自己為什麼突然拿著筆，忘記我在哪，恐慌症發作時看不清周遭，幾乎要窒息，時時會突然崩潰大哭，開始厭倦這個世界，傷害自己，忘記答應他人的事，幻覺幻聽讓我恐懼於出門，更害怕的是，生病的我，可能不會痊癒的我，有什麼資格自私地愛人、耗費他人的青春？

昨天哭著跟男友說這個故事，我說現實世界怎麼可能，像男主角一樣永遠守著她、等著她，一日一日承受她的病症。男友沒說話。

我們都不是天真爛漫的人，知道疾病的確會一步步蠶食我們的牽絆。沉默了好久好久，他說好累真的該睡了。我轉過身抱著摩奇，眼睛還腫著，情緒萬千複雜，既愛又艱難。闔眼入睡時，他突然很輕很輕、很小心謹慎、軟軟地說：love you。

我們能怎麼樣呢？我也很輕地說，我也愛你。就讓愛在當下吧。

因愛而……

和我的貓咪背靠著背，躺在床上，四肢無力，睜開眼，就覺得絕望。

我振作不起來，昨晚的七顆藥讓我錯過了早約好的雜誌採訪，相當對不起約訪者。我總是這樣錯過，讓人生越來越混亂糟糕，一切的安排常常都失去意義。

陪伴憂鬱症患者，往往不像網路文章或內容農場影片裡的「傾聽、擁抱、陪伴」，如此明亮而簡潔，其實陪伴是陰暗而嘔心的，痛苦與愛並存，以致於我們的靈魂都受傷了。我不知道該如何向陪伴我的男友解釋，我每天的絕望、消極、厭世，其實我巴不得去死。休了學，說好要養病，但其實大家還是期待你「振作」、「有所作為」，像個正常人生活、能好好起床做事、能不讓人擔心、能按時回診吃藥、能生活按部就班地、看得到未來。

其實我看不到我的未來。我連當下要如何活下去，都沒有力氣。但是你們看到的我，總是很「正常」，像個二十一歲的大學女孩，是吧？

跟患者交往，是沒有未來的，好對不起。

男友說，他也是人生父母養，他有他自己的人生，我能不能為了自己的人生負責，為什麼我的痛苦都是他在分擔，我能嘗試自殺，他能不能拿槍爆了自己的頭？他問我，他這樣的辛苦付出與陪伴，我有給他回報嗎？我有改變嗎？他說「能不能有一天讓我好好安心工作？妳只是變本加厲，讓我更不能做自己。」他說的是氣話，同時也是真心話。

患者是累贅，愛著我的同時他也受著苦，如同我的家人一般，而他們無處宣洩，似乎只能扮演好陪伴者的角色，直到瀕臨崩潰的臨界點的那一天。陪伴從來不簡單。就像我的朋友婷如，陪伴著她患有躁鬱症的愛人時，她所說的，我們無法真正地理解彼此的處境：「我們一直無法有效地溝通，但是彼此心中都有個結，平時掛在嘴邊的沒關係都是虛假的，而我們都被累積的情緒吞噬了。」

是啊，我無法解釋我為何無法跟正常人一樣「振作」，陪伴者也需要花好大好大的努力，去諒解、去包容，甚至最後他們可能失去自己，被我的疾病給束縛，失去自由自在、失去正常的人生。我的家人亦是，我無所作為，卻每月得花去近萬的醫療費，再添上生活費，也是不堪的負荷。

我不知道如何描述，我有多噁心去醫院，每天醒來多想殺了自己，我沒有靈魂，身體也被藥物和疾病摧殘得破碎。我懂他因為愛我而著急而受苦，我也為了他努力著，雖然可能肉眼看不見，但我真的好努力為了愛我的人努力著。

昨天寫了一篇文章給同是精神病患的摯友Y，跟她說並不需要為了我們的愛而感到愧疚與沉重，因為我好愛她，也好愛照顧著她的自己。身為患者，我同時也是她的陪伴者，要半夜遠到輔大陪她、要因為漏接她凌晨打來的電話內疚，要時時注意她是不是還活著，是不是還「好好的」。

今天男友崩潰，我才體會到Y說的，愛沉重如枷鎖，鎖住了我們彼此，拖著沉沉的鐵塊前行，我們彼此都受著苦，卻無法有效地溝通：因為愛，我們閉口不談自己的傷口；因為太愛，我們互相折磨。

致我的男友，我愛你。對不起。

十二號的時候，或許吧，我和同樣罹患精神疾病的摯友Y說，我想在十六號完成最後一個約會後，離開這個人世。我不帶任何情緒地，很冷靜地向她提到。Y罹患了疾病有六、七年，她知道憂鬱症那樣的苦痛，她也是平靜地回答我：「身為你的朋友，我只能盡力幫忙你離開；但是身為我，我為找不到阻止你離開的我，感到難過。」

對話就到這邊結束。

這串對話不經意地被男友看見，身為親密愛人，他驚怒交加，在第一時間打了電話給我。他說要送我去醫院，要我強制就醫住院，其他的他都不管了，只要我活著就好。我只記得我邊哭邊問他說，我再住進去醫院會瘋掉啊，這樣瘋癲的活著還算活著嗎？但他不管，從小到大二十四年來父權主義的霸道，對生之渴望的幻想，他遠遠在驚怒上頭，管顧不了要湮滅的浪花，只是重複著「我只要妳活著。」

這樣緊緊抓著我的生之懸崖，他不知道除了強迫我住院還能為我做些什麼，而我不知道除了掉淚，還能向他解釋什麼。他是沒有錯的，這個社會總是沒有錯的。

我與男友都是坦率的人，有問題向來直接說開。我昨晚想了想，告訴他，我總覺得你不像一開始那樣照顧我了，連我在你面前嘔吐，也眼睜睜看著沒有任何動作，似乎已經見怪不怪，習以為常；我恐慌發作，卻實在無心力多關照我什麼。

他說，他現在的確能體會久病床前無孝子的心境。照顧的人會累，心力會耗盡，怪罪對方不夠努力讓自己痊癒，最後倦了，也就是那樣了。我想有很多很多的家庭，或者伴侶，最終都是抱著這樣的無奈無力，以及滿心疲憊，將家人愛人送入病院、療養院、安寧病房……

此刻的我能理解他，所以並不責怪。說開了我們也就笑笑，我說，真的，久病床前不是無孝子，是無人。誰有那樣的毅力跟決心，承諾、陪伴一個可能永遠不會痊癒的人？那是太偉大的事，我自認也無法達成。

疾病這件事一直卡在我們兩人之間，他的人生目標是有個穩定平凡的幸福家庭，而橫亙其中的憂鬱症，卻是這個美夢的崩解處。他想起有則事故，母親在孩子兩歲時燒炭走了，留下丈夫和年幼的孩兒。

我無法承諾你，我說。我不知道自己什麼時候會走，我說。我不知道病情的惡化痊癒復發是如何變化，我說。

這就是為何我看滾石愛情故事《鬼迷心竅》和電影《命運化妝師》註會崩潰落淚的原因，因為那太不真實了，沒有人會在現實中待你痊癒，一路攜手扶持；沒有人會愛著一個重鬱患者，甚至願意眼睜睜放手，接受她的自殺離去。

我和伴侶說過，從前我沒真正愛過人，往後我也不知道自己學不學的會。總覺得我這樣性子、這樣病況的人，沒什麼資格談感情，更遑論談承諾。

註：

由導演連奕琦執導的臺灣電影，獲選為 2011 年金馬奇幻影展的開幕片。

即使是假象

一開始的愛是這樣，我們說好一起努力，愛我的人與我的病、我的美好與殘缺。

那時候，記得作家蔣勳在一次訪談裡這麼說：「如果不能夠愛一個人的缺點，不叫做愛。如果你覺得那個人是完美的，你也不會真正懂愛是什麼。你要去愛一個人的缺點，懂得去愛那個缺點後，才會明白那個缺點背後有多少動人的東西。能夠在一生裡面愛一個那樣的人，即使未來或者沒有未來，它都會變成一生都忘不掉的一個記憶。」

男友必須看著我輕微癲癇、看著我總是手抖打翻摔壞東西、看著我忘東忘西生活一片亂、看著我哭到抽搐全身無力無法呼吸、看著我尖叫說幻聽好吵好吵、看著我總是無法開心起來、每日消極的面孔、看著我暴食厭食、看著我傷害自己、看著我自殺被抬上救護車，必須時時刻刻盯著我的臉書上線時間確定我還活著。

而人們總是看著他，說，要好好照顧嘉佳。

我們真的有努力過，對抗越來越嚴重的疾病和隨著時間面貌漸變的愛情，從每次的擁抱和淚水，到煩躁的摔門抽煙，再到互相地精神言語暴力。

我們又用力地去抓緊僅存的那最後一個還未過期的鳳梨罐頭，安排每一次出遊，盡力在期間假定能緩解緊繃的關係，假定旅遊總是快樂的時光。但事實並不。

我們艱辛維繫的假象早就崩塌，罐頭打開早就腐臭，上面的有效期限，顯然印刷錯誤，而我們卻沒有消基會可以投訴。

以為分手是快樂的，直到又收到他的訊息，一看見又忍不住液體從眼眶溢出，我才知道我還是，那麼那麼難過的。我們在感情長河上擺渡，沒有渡船人，那個痛苦背後有多少動人的東西，能讓《紅樓夢》裡的寶玉說出「弱水三千，我只取一瓢飲」[註]是多包容的大愛。

我選擇逃，不顧一切地逃。我不知道自己值不值得人愛，這樣混亂不堪的現在，關於情愛，都是太過沉重，以致翻覆、溺水於長河之中無法承受之重。

還是很難受啊。

註：
指水雖多，但只舀一瓢飲用。用以比喻即便有眾多美麗佳人，對愛人依舊專一。
書中賈寶玉以此回覆林黛玉對他的試探。

輯四

十點的課坐在我前面的同學

從後面瞄到妳的字
小小的
很像妳
雖然我不知道妳是怎樣的？

可是正面看到妳的時候
覺得好像小女孩
那種小女孩會對著櫥窗裡的熊說話
聲音軟軟的
她可以一整天只對著自己說話

她會怕陌生人
她還會朝著對小動物丟石頭的人尖叫
然後教那些動物怎麼咬人

啊！妳看起來也像那些學會咬人的小動物
可是眼睛裡頭
還是那個和熊說話的小女孩

妳像玫瑰
更像小王子

前夜夜宿摯友的家。比起我的房間，她房間明亮而通透，雖然窗外就是輔大醫院的施工場地，但是空氣是清爽的，不開冷氣，也是個舒服的涼夜。我一向睡得不好，但在她房間，或許是睡前的深夜閒聊，或許是摯友在身旁，我睡得很安穩、很平靜。這是很難得很難得的事。

她是個這樣的女孩，睡前，她說她想跟我坦承一件事：「我不支持妳出書。準確來說，是不支持現在的妳出書。」

我不知道該怎麼形容，聽到這句話當下的觸動跟心疼。她也是如我一般的精神疾病患者，躁鬱症讓她的人生每天都過得比我苦上許多，周遭的環境，比起我，更是不友善到了極點。可是這樣的她卻是擔心我，隨著募資註的多寡，緊盯著募資進度的生活步調，其實對現在的我來說不好。當憂鬱症的鬱症走到最下坡，任何事物都會聯想成最壞的那種。如果我心繫著現在唯一可以讓我有動力的事情，是不是也會因為屆時回饋不如預期，成為壓倒我的最後一根稻草。

「可是無論如何，我可以確信的是，我始終比任何人希望你變好，無論出不出書。」

我不知道該怎麼去回應這樣的溫柔，用怎樣的良藥，可以去覆蓋她的傷口，修補她的靈魂，這樣美好而溫潤的靈魂。她比其他人都更努力、更認真，甚至要為了迎合這個世界的節奏，讓靈魂直接生生地，附著在這世界粗糙的齒輪上轉動，生怕有一天因為失去潤滑而被剝下，將會被世界看穿僅僅是被藥物撐起的狼狽模樣。

她說，我們的愛，騰出了讓她安放靈魂的角落，但這份愛太過沈重，沉重到這一路來成了更多的愧疚。愧疚於帶給我們的負擔，愧疚於我們的因為愛，而隨著她的情緒被拉扯著生活。我想說的是，無論妳在哪，無論妳變成什麼模樣，是意氣風發，是狼狽不堪，妳都是我眼中最澄澈光亮的靈魂，因為妳的善良、纖細、敏感，妳是如此堅強，妳給了我們太多太多的愛，以致於自己因愛而受苦受難。

我最愛的那一句話，「永遠別忘記，做個溫柔而堅強，謙遜而善良的人。」這就是妳。妳是荒漠裡的玫瑰，帶刺卻美麗，瓣葉是那樣如絲緞一般柔軟，有著世上最美的瑰色靈魂。我愛妳，我的朋友。

註：蔡嘉佳的第一本書《親愛的我》最一開始是在募資平台 flyingV 上募資出書。

流浪主人說她很注重隱私，在此我都以少女代稱，也的確是她的模樣，煩惱卻又堅決地面對生活的一切；優柔寡斷連該不該買個地瓜球都無法決定，卻又在人生目標上果斷得不可思議。

吃完通化夜市買回的宵夜，夜晚我們各自躺在沙發和床上，我問她，為什麼能夠如此清晰地明白自己未來的路？我連自己的未來會在哪都是一片茫然。「我就是覺得我該做這個。就這樣啊。」

雖然這個回答一點幫助也沒有，但還是忍不住佩服她的明晰，這樣決絕地走上這條職業上的不歸路。比起我這樣鬆鬆軟軟的蛋糕，外表裝飾得再華麗，裡頭都是鬆垮垮，空虛的，一壓就塌。少女不是個太友善的流浪主人，正在為事業和感情煩惱，大概每五分鐘會重重嘆一口氣。害我想起小時候聽到的網路流言：「每嘆一口氣，少六秒鐘生命。」一晚算下來，少女應該折壽一年了。

「妳不覺得妳還活著很奇怪嗎？」妳是指，我十九號當天就應該死掉嗎？我問。「對啊，妳還能活到現在真的很奇怪。」

我頓時有種受到少女式遷怒的無辜感，但還是想拍拍她，看她如此苦惱的樣子，很想給她一個擁抱。但不確定她對肢體接觸的界線在哪，等等又被遷怒，想想還是作罷。

少女的床邊放著一整疊台灣通史，連老先生的著作。誰會把這當作睡前讀物呢？我就不客氣地把飲料壓在連老先生的著作上，方便隨手拿取。少女的房間是個小小書城，大概是我房間書量的四倍之有，實在替她苦惱搬家時該怎麼辦是好。但少女當慣工具人，大概也有辦法自己處理吧。我不是很替她擔心，我相信她是個不管被丟在哪兒都能堅強地活下去的人。

「世界需要骯髒一點的人。」她說。或許，我在心裡回答。

她家的貓貓今早好黏人，小貓咪剛出生似地，主人出門後不斷嗷嗷叫著要討摸，不摸就咬人咬手機踏電腦，小小的腦袋在身邊蹭來蹭去，但這隻小貓昨晚可是完全不待見我，可見我約莫是主人不在時的替代品，但貓奴是不會介意的，下午一點有個工作，還是陪牠玩到了最後一刻才出門，摸摸牠的腦袋，讓牠蹭蹭，又嗷嗷喵嗚了幾聲，我才不捨地離開。

希望下次有機會可以成功抱牠入睡，但可能需要把主人趕出家門。

我跟企鵝說來關係頂遠，但聊過一次天之後就莫名地親近。企鵝小我兩歲，我大四的時候他大二，所以我說他是少年，因為對大四老妹的我來說，大二實在太遙遠了。他在我的家鄉念書，而我在鄰近他家鄉的縣市讀大學。偶然一次要返鄉，興起便要他來高鐵站載我，原本只是開開玩笑，沒想到少年認真，還真的問了抵達時間然後丟下一句ok就瀟灑俐落地不見。

企鵝很好聊，他對於社交上丟出話題總是樂在其中，但分寸拿捏得好，不會讓人有種「這傢伙太喧賓奪主了喲」的一絲一毫不適感。坐在他機車後座，頭微微偏著和他聊天，風把言語切得碎碎碎碎，但對話還是順暢地繼續下去，飄散在彎過的每一個十字路口。

第二次見面，時隔了幾月。彼時我身心狀況非常不好，返鄉也成了壓力，待在北部又有著還沒處理好的感情問題，於是很痛苦，無處可待。那時已經在等待精神醫學病院的病床，焦慮不堪，整個人精神憔悴，想找個全世界沒人知道的地方，關掉手機，安安靜靜地躲起來。

我在高鐵上一面哭，一面很臨時地問企鵝能不能住他那?他剛睡醒，回了「什麼什麼?」於是我又說了一遍，他說，好，一樣的爽利。

隔一天我們去吃居酒屋，作為借居他家的答謝。我喝了兩杯酒，他因為要載我的關係不能喝，酒足飯飽後就盡情地在他家當個隱形人，把所有通知通通關掉，早上也不想起床，很卑劣地點餐，讓早餐也由他代勞。我說怕熱，隔天就發現他把冷氣給打開了，那種少年般溫和地照顧人、不張揚的暖暖影子，還在企鵝身上。

原本隔天是要回家住的，半夜恐慌和憂鬱突然發作，我手抖著幾乎看不清楚手機上的文字，傳訊息給我想得到的還在台中的朋友，舒舒說他馬上就到，給他十五分鐘，他從逢甲過來，很快。我們到大草皮上，我吵著要喝酒，舒舒不給我喝，妥協後的結果是只能喝一瓶，我就拿著那一瓶咕嚕咕嚕一下喝光了，開始無法抑制地哭。

意識開始模糊，我打給了企鵝，還有幾個人，我不記得，在電話中只是哭，不記得說了什麼，有意識的時候他已經來了。他載我回家，讓我靠在他背上，要我另一手抱住他。企鵝很怕我睡著，只要一停紅綠燈，就會握住我的手要我提神，和我說說話「再一下就到了。」「要乖，等一下就吃藥睡覺。」

很難過時要他抱抱我，要睡時要他讓我抱著睡，逼他唱歌給我聽。酒醉未醒，我應該是在床上滾來滾去，幾乎要把企鵝擠下床，「妳可不可以睡過去一點！」憋了一整晚，他終於無奈地開口，我記得我應該是有乖乖地滾回我的床位吧。

隔日清醒，躲在被子裡覺得自己無顏面對世人。他只是說「丟不丟臉不是你說了算，是我說了算啊。」喔，我想了一想，似乎也是，於是又很卑劣地讓他去買午餐飲料然後送我回家。隔日我便要入院了，我說「很久很久之後見。」他說「我會去台北的。」

希望企鵝的少年影子一直都在，那樣溫柔的。

那時候我知道她，她知道我，這麼湊合著就認識了。還記得第一次見面約在華山，那年我大四她大三，這麼一個小妹妹，卻硬生生地比我多出一截鮮活跳躍的硬氣，那麼理直氣壯、那麼坦然無畏、那麼那麼的美好真誠。

是的，我很少說一個人「真誠而美好」，身邊能用上這個讚美的一隻手就數的完。

但她就是這樣一個人，拿她最柔軟的心和你碰撞，毫無防備地，完全不怕自己受傷。有時候我很心疼這樣的她，用這樣的赤裸去面對人間種種，但她如此堅強聰穎，我想我的擔心多餘，還不如多花時間陪陪她，閒聊解悶即好，剩下的，聰慧如她，總能過去的，真的過不去時，再和我說一聲，讓我拉妳一把吧。

記得住院時，第一個來探病被擋在鐵門外的是妳。但還是透過警衛的手送來甜滋滋的兩份糕餅，和一本書，《孤獨的反義詞》。我和妳愛的篇章一樣，深海挑戰，那樣五分鐘的希望、溜過絕望船邊的隻言片語，好揪心。

期末考週妳帶著性別與書寫的作業和印好的英文單字來陪病，這次順利進來了，一來就是一個下午，還加上麥當勞鮮奶茶紅豆餅乳酪蛋糕。我們閒話家常，挺輕鬆，妳一樣那麼體貼細膩，還看不慣地替我把病房衣櫃整理了一遍。

下午妳一邊背單字，我一邊看著三十幾篇作品推敲哪篇出自妳手，猜了三篇最好的作品，都失敗。妳說其實是某某章，那時候急著交作業，沒用盡心思。我想，肯定是的。如果是妳認真一字一句的作品，怎麼可能不在頭三篇裡，是那麼細膩柔軟的妳的作品。

住過我房間和我同房，和我全家人一起吃過早餐，前幾天還和我媽三人一起吃了頓晚飯，我二十二年來交的男友們——雖然滿打滿算也才兩個——都還沒有這個待遇過，連我表妹都給妳收服了，直嚷喜歡「上次來家裡的那個姊姊～」

妳總是能在我最悲傷的時候拉住我，我也好慶幸自己在跨年夜妳難受的時候傳了那通語音給妳，如果聲音能夠化為動作，那麼那通語音就是一千萬次溫暖的擁抱。

去年妳生日那天陪妳跟摯友吃了頓日本料理，妳說我難得穿得素，其實才不是。妳是壽星，又一向低調走古著風，慶祝的人哪有打扮得比壽星高調的份，那天妳才該是最美的。

這次去新竹住你家，時間趕，沒來得及讓妳帶我逛清大。明明年紀比妳大的，卻從妳手上拿到好多小禮物，買不到的紫腮和黑唇蜜原來妳早幫我備了一份，好像一直一直受妳照顧著。嘿，其實我衣櫃上也有好幾件要給妳的衣服，等妳來三峽。

妳是比我還公衆的人，我問起妳怎麼面對那些網路上不明的惡意，妳倒是灑脫，早就不在意，看得挺開。我問了問妳都被罵些什麼，一問心驚肉跳，比那些霸凌我的字句還驚悚幾分，而她生生承受著，毫不退縮。

親愛的少女，謝謝妳對這個人間、對我的真誠和美好，它們無數次從地獄邊緣將我救了回來，而我相信，它也正拯救著世界的某片角落。

什麼樣的人能溫柔成詩？

遇過一個這樣的男孩。他嗓音冷冷，說話直而銳利，毫不修飾，如果心裡真有點什麼心虛不小心給他戳到，那還真是尷尬得不得了。但也因為大家習慣了他的個性，久了也就痲痺了。或許反而因為他的坦率直白，讓人更想親近他。

高高壯壯的，卻對小動物溫和得不可思議，會替小貓咪搔搔下巴，讓貓咪舒服得都閉上了眼。小小的貓咪，在他掌中顯得更加幼小。他時常傳小貓咪被他逗弄得翻肚皮舒坦模樣的照片予我，療癒得不行。或三、四隻小貓，跑到他山上的老家，四隻小貓堅持地一起擠在鐵碗裡，「一碗貓貓貓貓。」他說。我笑得樂不可支，一碗捧著的貓貓貓貓，哎呀哎呀。

有一次他跟我說，他不行了。我連忙問他怎麼了，才知道四隻小貓裡，有隻小貓被狗給攻擊，過世了。他知道這是野生動物的自然生態循環，但在身邊發生，還是無法接受的難過，很溫柔的他好像在電話的那頭哭了。從我這頭三峽到他那頭淡水，我無法即時給他一個擁抱，這令我心碎。

我因為憂鬱症住入精神病院後，拿著電話卡，看著公用電話，我只想起他的模樣。不知道為什麼，我相信他絕對不會排斥與無措接到來自精神病院的電話。電話接起，他聲音依舊是那樣冷冷冽冽，把我的煩惱劈得一半是那樣一半是這樣，沒有曖昧模糊的地帶，但這又不拖泥帶水的果決下，是蘊熨著溫度的。

那時入院匆忙，實在也沒抄下幾個電話在筆記本上，好在他的英文名字是Ａ開頭，恰巧幸運地記下了。我總覺得那天他流下的眼淚是詩，既燙，又滾入心肺。全宇宙的小小星球上，一定都還能找到那抹小小小小小貓的魂魄，在天空上一閃一閃看著他的眼淚為牠滾入衣襟，落入靈魂深處。

她家養了一隻黑貓。她很年輕，看起來不過二十七、八歲的模樣，聲音還帶著少女的軟儒，溫熱微糖。

是個很討喜的女孩，說的話總是在讚美人，「妳裙子的花紋好美……我好喜歡妳的跟鞋搭牛仔褲的線條感，很有巴黎的感覺。」附上一個大大的笑臉。

貓女喜歡所有一切和貓有關的事物，除了自家養貓，也定期餵養TNR註的浪貓們。她其實已經四十歲了，雙胞胎的孩子十歲大，歲月卻似乎沒在她身上心上留下痕跡，依舊是淳美的宣紙一張。

她實在看起來太年輕了，瀏海放下幾乎都像個高中生，每隔兩日來探病的丈夫總會被其他人誤會是她父親或長輩一類。「不要這樣說啦，他會難過。」貓女著急地澄清，大夥笑成一團，當事人也只能無奈地笑了。從此「貓女的爸爸」這件事就成了我們18號病房內心照不宣的小秘密，每每「爸爸」來時，我們都憋笑憋地相當痛苦。

走廊正在播著每天早上跳的「和和音樂健康操」，貓女也跟著去了。我待在房間裡，聽著房外傳來體操口令伴隨著英文老歌的旋律，一面想著：疼愛她的丈夫、不知道母親住院的十歲雙胞孩子、愛撒嬌的一隻小小黑貓……人生大抵還是更複雜的，無法從這些零散的線索中拼湊出她生病的緣由。

無論如何，每天聽到她微糖微溫的嗓音，心情就舒緩了不少。人與人之間，真的有不可思議地互相療癒的功用。每一次的話語都像擁抱，像是站在春天的初陽下，淋本世紀第一場太陽雨。

註：
TNR為Trap捕捉（流浪動物）、Neuter結紮、Return放回的縮寫，以此控制流浪動物數量。

共遊

喧囂之中，只想記錄一些小事，美好讓人暖心的小事。

連假幾日，和好友回台中出遊，恍然如前年和同事畢業旅行一樣，租車、逛逢甲夜市、吃第二市場的三樣、宮原眼科，還有，那片高美濕地的夕陽。這份回憶一直是我這一兩年來最開心的事。

這次和友人去高美濕地的時候有些晚了，天候不佳又雲多蔽日，有些掃興，到高美卻見不到漫天鋪地的夕陽霞紅，有多可惜。

或許是幸運吧，終究在日落的最後前二十分鐘，霧散雲消，水面上倒映著熟悉而懾人的晚霞豔紅。

即便行走在水中的腳心已經凍得徹底，互相踢著水踩踏，卻覺得跟這一群人，赤足漫步在同一片水域，是安心平靜的，甚至是，愉快輕鬆的，好像卸下了什麼沉重。

雖然海風很疾，但你總能在此時看見願意在風裡拉你一把，一同踩在寒凍的濕地中，共度歲月靜好的人。願紛擾與惡意平息，今晚許一夜靜佳眠。

我一直知道Z是個不討喜的人，嘴巴壞，說起話來又麻又利，夾了點不可一世的自傲，話語裡埋著刻意要挑釁他人的陷阱。大二跟他相識到現在，對這種陷阱已經波瀾不驚，冷眼旁觀。

「幹這社會沒救了。」「覺醒青年，ㄏㄏ」我們最常做的事就是一起冷嘲熱諷，說著一些不能搬上檯面的話。認真說起來，我跟Z並不是什麼生死之交，這個詞太重。頂多是，他有什麼困難，我願意承擔；而我有什麼麻煩，他願意花一個下午，在烈日下奔波。

那日也來探望我的高中同學佳倪說，說不上來，Z雖然嘴巴上一直嫌妳麻煩，但行動和嘴巴卻相反。我忘了那天他們正在期末考，打了電話請託Z幫我買隻病院能用的手機（遠傳4G電信卡能用、不能拍照、不能上網），沒想到卻花了他整整五個小時才找到，「期末考都掰了。」忘記他說的路線了，有南陽街有西門町，甚至連我想要的腮紅也順便一家一家屈臣氏地去找了。「現在應該沒人比我熟悉XX路以南的屈臣氏了。」很驕傲的模樣嘛。「妳要的東西比妳本人還難搞。」真不知道是褒是貶。

我跟佳倪說，真的很抱歉，休學太久都忘了你們當天正在期末考地獄（這些人竟然體貼到也沒提醒一聲，還是覺得我太不要臉了於是也懶得解釋？），還這樣麻煩你們東你們西的。

「你想多了，你當然比他媽的期末考重要多了，期末考去死吧。」佳倪身為一個研究生能有氣魄說出這句話，簡直是力拔山河氣蓋世，女漢子啊女漢子。

憂鬱症是個無邊黑洞，先說結論的話目前住院對我沒有太大的幫助，於是我就實在不知道該怎麼辦了。傳了很矯情的訊息和Z抱怨，「想大肆揮霍、破壞自己的生活和身體噢，因為也不知道還有什麼救得了我。」我這麼和Z說。

皮膚掀開的話，底下一定都是腐爛發黑的肉，大腦也是，打開的話肯定是一團亂七八糟的線糾結纏繞在一起，狠狠箍住腦子。

Z的生活比我辛苦許多，卻對生命有種源源不絕的、頑強的生命力存在著，一絲一毫想要離開世界的念頭都沒動過。我覺得實在太了不起了於是到了困惑的地步，人多多少少都有「走不下去了呢」的時候吧？即便一兩個小時也好，但他完全沒有噢，再三確認過。「真的沒想過要死。」關於這點也實在太讓人佩服了，甚至到了有些討厭的地步。

我想無論風雨如何飄，年少時一起走過的那個我們還是留在心底的，緊握住沒有因為長大而腐朽敗壞的我們，在同一場雨下，被澆灌著慢慢滋長。

從沒想過原來我過去所做的事、說過的話，有時在別人心中被深深記了下來。我很護短，會失去理智跟邏輯護短的瘋狂類型，而大學時期因參加學生會而認識的學姊林郁芸，就在我的護短範圍內，我的護短方式是：只要對她不好的，通通都有錯；她做不對的，必有她的難處跟理由。我沒想過我們之間的互動與碰觸，原來她都好好地記得。

其實她畢業後我們很少聯繫了，一方面她出了社會，工作繁忙；另一方面，她其實不知道該如何關心我，說什麼話都覺得不對，只好默默看著。她說好險我會寫紀錄，這樣她總能靜靜地看著我的模樣，關心我的生活。

募資專案快結束了，郁芸姐一向不太擅長寫太抒情的文章，卻為了我打了好長的一大篇段落。說來害羞，雖然我擅於書寫自己的情感，卻不太擅長回應他人的愛與友善。終歸只能對她說：我愛妳，也希望妳總如大學時一般，有妳獨特且迷人的人格特質，青春而瘋狂，快樂不羈而深受他人所愛。

以下引述自郁芸姐〈關於一個人一件事〉：

這個人，這年紀理當剛從大學畢業，並準備環抱夢想開始在這世界闖蕩，編輯自己的人生、彩繪自己的未來，往社會的金字塔頂端前進。「理當」這是社會大衆的期待或者說想像，人生就是要積極地向上，擁有某個身份、立足於某個地位，然後將自己塑造成能符合社會期待的人。

有多少人前進的理由是為了自己的理想，並有勇氣地堅持自己每個抉擇？因為這件事，連教授也不懂的這件事讓她在最後半個學期選擇了休學，面對社會的眼光與好奇。

這件事，10個月前，她被診斷出有憂鬱症，開始天天服用十幾種藥物來控制病情。當我看到她在FB宣布這消息，對於憂鬱症的一無所知，讓我的無助震驚恐慌遠遠大過難過，即使google了一些資料，我還是不敢輕舉妄動地關心，我不知道做或不做對她造成的影響。

懦弱與自私等等的情緒，讓我遲遲不敢碰觸她，但心中總是惦著她，用我逃避的安靜看她寫的文章，試圖想多瞭解這個人與這件事，始終沒有頭緒。看到有人說這件事是一個藉口，也聽到有人說傷害自己的人在浪費社會資源，但也受到許多她身邊的人愛她接受她而感動，大家又是怎麼看待這件事呢？

2個月前，她竟然出書了，將自己和這個病相處的狀況紀錄下來。寫她發病的痛苦、藥物副作用、寫她體會到社會對於憂鬱症患者的不同態度，甚至放棄自己生命的過程等等真實樣貌，透過坦誠地描述，她想告訴大家憂鬱症患者是怎麼回事，希望這社會漠視憂鬱症患者與不友善的環境能被動搖。

這本書的專案介紹我看了很多次，每次都有深深的感動。她說：「如果我的溫柔能打動你，請跟我一起努力，一起相信。」相信人的愛與溫柔能發生奇蹟。這社會其實有許多人的生活並非活在社會的期待下，希望大家都能用溫柔和愛去擁抱這些我們認為的不同，接受和瞭解每個不同外表下純淨的心靈。

我眼中的她，我認識她是因為在學生會而她是會長，雖然她叫我阿姐，但她成熟的圓潤與純熟的心機，讓我不禁想依靠在她的保護傘下。記得她說：「怕什麼，出事還不是我先扛。」在我眼裡她雖然小小隻的，卻很有勇氣去衝撞舊有的體制和不合理，擁有大大的力量。

她總是有自己的一番見解，我喜歡閱讀她的文章，看她強烈地反應自己的感受與想法，讓我有更多角度和層面去看事情，但她敏感與強烈的感受也讓她的情緒生病了，在我眼中她是這樣有能量的人。我雖不能理解她的憂鬱症，但到現在接受她生病的事實，我還持續地從她身上學到許多態度。

我心中的她，認識她的人都知道她其實愛抱怨愛生氣，有次她向我抱怨，但我卻冷冷地回她有時間難過不如想辦法解決，一段時間過去後我對這句話感到非常愧疚。我忽略了即使是再堅強的人也有脆弱的時候，即使是再有能力的人也會遇到挫折，但我們卻時常用自己的視野和鏡片去評論或下一道註解。她愛抱怨卻也擅於聆聽，雖然厭世卻也愛勸世，在我心中她其實非常體貼，應該說她非常懂大家要的是什麼。

大多數人總是容易用自己的經驗和價值觀先入為主地判斷，我想大家能多花兩分鐘傾聽，多一分溫柔、多一點理解，將一點一點的愛累積起來，我相信可以創造的是奇蹟與希望。

「嘉佳，你可以喝酒、可以哭、可以死，你還是自由的，至少我願意告訴你，任何心痛與不捨，我都還是願意告訴你，你可以死，我永遠會正視你的意志和自由。

我總是在做心理準備的，我想他們都是，我們早就習慣你的任性，也不以為意你有時說說、有時說來就來說走就走，那為什麼在這些常態的為所欲為，你卻不好好地依賴我們，我們是可以看著你平靜地直播也好，不堪地崩潰也好，我們是想要看著你的。

所以我說你隨時都可以來，就是可以，來了不知道做什麼也沒關係，只是發呆也沒關係，要去哪裡晃晃拍照我有機車，想來大哭大喝都無所謂，無聊的上班、上學、畢製，沒有任何一件瑣事比你值得重視。

既然要當一個任性的人，就不要為我們著想，無所顧忌地賴著我們，至少賴著我，我無業又愛翹課，自體過動，又有機車可以遊山玩水，最算不上被添麻煩了，不客氣了。」

「不要放棄我們。」舒舒說。我沒辦法回答。

我愛你們，真的真的。何其有幸有生與你們相遇。

偶然看見去年摯友查理寫給我的文章，舊文重讀，我是如此愛著這位摯友。還記得他新訓入伍三十天，我還哭得一把鼻涕一把淚，像是生離死別。

〈別讓我們的名字在生命中失序〉by查理

蔡嘉佳是個怎麼樣的人呢？

因為跟她認識太久反而一言難盡。第一次見到她，覺得她像一只端莊的古典瓷器，高冷不易接近。作成朋友後才發現她其實是一個跌跌撞撞生活的女孩。她敏感淚點低，哭的時候總戴上口罩，掩上紅通通的小臉。嘴貧起來又麻利如一只快刀，斬盡一切話頭不留餘地。

她是小王子裡的玫瑰花，執拗任性，卻掩不住花瓣間的繾綣柔情，你情願給她每日灑水除草，讓晨曦散漫她一身。我們本以為如此，像一般大學生一般歲月靜好地過完大四生活，一起惶惶然地擔憂著畢業，再一起迎向未知的未來。

然後某一天，她跟我說她去看了身心科，被診斷出憂鬱症。

蔡嘉佳時常失眠，因為住在一起，有時半夜去洗手間，經過她房門都仍是一片光亮，她躺在床上數了滿屋子綿羊，卻怎麼也躍不過那睡眠的那一檻，情況越來越嚴重，睡眠是鬆脫的螺絲釘，讓她的生活怎麼也運轉不起來。

看診後當晚，她吞下第一包藥，開始憂鬱症療程，隔天，她在紀錄寫下：第一次睡得如此安穩而平靜，當時我以為這個病像是感冒那樣，看了幾次醫生吃了幾包藥就會好，怎麼也沒想到這段路，卻是無盡而踉蹌地展開。

這些紀錄其實並不是多勵志的事，更多時候是蔡嘉佳為了抓緊逐漸脫離她的生活，像迷霧中航行的航海家一般寫下日誌，紀錄藥物反應以及失航時每一次的掙扎，有時我都看得心驚肉跳，在同一個空間裡，她的世界總有無止盡的狂風暴雨。

你問我怕嗎？當然怕。擔憂她神農嚐百草似地試了許多藥，那些藥單上長長的副作用曖昧不明；擔憂她許多長夜，在吞安眠藥與醒著卻不能控制自己兩者中選擇；擔憂她溺水的每一刻，沒能抓緊她的手。

蔡嘉佳問我：如果有一天我撐不下去了，你會放我走嗎？我答不出來，因為，我不知道到底哪一種方式比較殘忍……

12世紀的僧侶，聖維克多的雨果（Hugo of St. Victor）留下這一段話：「孱弱的靈魂僅能將愛固著在世界的某一定點；強人將愛散佈各地；完人，則止熄了他的愛。」註1

我何德何能當個完人呢？如露如電的浮生，我是如此的軟弱，我不是完人，只得愛得如此自私。

蔡嘉佳試圖自殺的那一天，Chris和嘉佳男友送她去醫院，Chris在電話顫巍巍地說：「我覺得我好自私，我們說過會尊重她的決定，但我看到她的時候卻又不想讓她走，原來我也是只會說而已。」

在往三峽的公車中，我轟轟地聽完這段話。我們都太愛蔡嘉佳，在最後一刻怎麼也沒能鬆手。

蔡嘉佳說，她很喜歡一句話：永遠別忘記，做個溫柔而堅強，謙遜而善良的人。

我的蔡嘉佳，你也是這樣的人，請揣著它，當作你的護身符，讓這句話的溫度溫暖一片海洋，讓風浪止息，每夜讓你安睡一如母親懷裡的嬰孩。

我們在岸邊，手拉著手，作為指引你上岸的信號燈，即便風浪再大，我們都在岸邊守望，等你歸港回家，我為你煮一鍋子湯，暖你的手，暖你的心，忘卻旅程中的疲憊。

蔡嘉佳，即便在最為黑暗的時候，請記得我們的愛，喚我們的名，召喚我們的擁抱與話語，我們的手始終緊握，讓你不怕。我們是你的薛西佛斯註2，天空很重，我們一起扛；那些破碎的，我們一起修補，缺憾還諸，只會成為彩霞。

我總是想起，黑澤明註3電影裡的小孩，走著走著走過一片草原，過了草原看見繁華似錦的花野，而我是多麼地希望，希望你沐浴在花野中溫潤的彩虹下，讓傷疼癒合。

我親愛的蔡嘉佳，這本紀錄註4，把所有愛你的人連在一塊，請千萬別讓我們的名字在生命中失序，因為，我們是如此地愛你。

2016/5/3 筆

註 1

原文為 The tender soul has fixed his love on one spot in the world; the strong person has extended his love to all places; the perfect man has extinguished his.

註 2

源自希臘神話。薛西佛斯因得罪衆神而受罰，必須將巨石推至山頂，但到達山頂後巨石又會再度滾回山腳，如此無限循環。

註 3

黑澤明為日本知名的電影導演，此處指由黑澤明執導的電影《夢》中的某一夢境片段「太陽雨」，描述一個下著太陽雨的午後，媽媽警告小男孩不能在這樣的天氣跑出去玩，否則會遇到狐狸嫁女兒，若被狐狸發現，不幸之事將降臨。小男孩不信跑了出去，結果真的遇上了，趕緊跑回家，卻看到媽媽站在家門口，說狐狸來過家裡，留下匕首要小男孩自刎謝罪，母親要小男孩去彩虹底下，也就是狐狸的家向狐狸謝罪，途中小男孩跑過一片又一片草原。

註 4

指《親愛的我》一書。

今天看見室友在打包行李，才驚覺大家都要搬走了。那並不是單純地誰從某處搬家到某處，例如從耕讀園社區搬到達人社區，而是象徵著我們多數人身為北大學生的那一種共同體，在慢慢遷徙了。

遷徙到遙遠的各處。北部的行囊浩浩蕩蕩地南下歸鄉，南方的行旅揣著不安北上，每一步都好深刻，一步一踏，不像初入學的我們，雖然也有些緊張不安，步伐卻是雀躍而欣喜的，充滿期待。

這次不是。

室友查理說，「我不要成為我們家最後一個搬走的。」我馬上接我也是，原來他走得那麼疾，是因為擔心我簽約完新屋就會立刻搬離。我說，沒那麼快，我會慢慢搬。沒說的是，因為好捨不得你們，我捨不得離開你們，也捨不得你們離開我身邊。捨不得這個時代的結束，但時間硬逼著我們往前走。

這一年來在爵仕悅社區同居是我最開心的日子，每天會期待回家，然後期待家裡有人，於是我們可以在客廳大肆吵鬧，看恐怖片電影、大叫大笑。

記得我第一次服用藥物過量試圖阻止自己自殺時，昏睡的我被你們救醒，一個小時被叫起來喝一次水，然後你們輪流在訊息裡更新我的近況。

我記得室友湯湯跟我說對不起，這一年來她沒有注意到我的不對勁。查理在我每一次崩潰時會泡杯溫熱的抹茶牛奶給我，再附上一張紙條要我喝完早點睡；室友思敏會發現我的不對勁，我鎖著門恐慌發作說不出話動彈不了時，她就會在門口不斷不斷和我說話，「我會一直在妳門口哦。」一直透過聲音安撫著無力給她任何回應的我。

記得我自殺出院回家的時候，你們裝作若無其事的模樣，什麼也不提，自在地讓我融入。我們半夜一起大吃大聊，渡過好多很美很美的夜晚；也會吵架、搶衣架、搶水、罵彼此不丟垃圾，但這些現在看來都好讓人懷念。

我想你們要離開了。我也要離開了。

行李一箱箱地打包封箱，運往不同的地方，只要有心總能見面，但總不比住在一起，能在半夜回家前傳訊息問：「我在板橋，有沒有人要吃宵夜？」

我好捨不得，一直包容我所有壞脾氣卻記得我所有喜惡好惡的查理，在我人生每個重要時刻，都扮演著無法替代的角色；平常不太理大家、很忙的湯湯，在我們硬拗之下總會幫我們許多忙；是我第一個妹妹，卻像姐姐一樣照顧我的思敏，我們有共同衣櫃和化妝品，有無數個一起失眠的夜；家裡的開心果、湯湯的前女友雅若；總是大方請大家吃宵夜的大哥、男友騏安。

如果時光可以停留在這一年多好。我們在這一起跨過兩次年，慶祝過彼此的生日，但人生聚散無常，我們只剩下幾天，就要結束生活共同體的日子，像是把生活撕裂成好幾份，各自游離。

如果人生總如初見，時光總如初識，如果如果。

高二彼此四人相遇後，大學幸運地分別雙雙考上東吳和北大，兩人淡水河以西，兩人淡水河以東，不遠不近的距離，雖然各自忙碌，卻每年總能見上好幾次面。我總如此珍惜與你們相處的時光，沒有群體再能讓我這般恣意灑脫，輕鬆而毫無負擔，知道你們無論如何也會接受我的一切美好與不美好。

除了少數國中小摯友外，數你們是與我共歷人生種種最長久的朋友了，失去你們，無異於將我的高中回憶抹成一片空白，大學也缺少了一大繽紛色塊。每個人身邊，總有幾個這樣的人——十七八歲，還青春的年紀，曾經一起作夢、一起經歷初戀失戀、一起哭笑一起看過煙花綻放、一起從夕落聊到晨光升起。

你知道，當你結婚的那一天，你希望他們站在你身邊，用他們全心的祝福，參與你準備開展的下一段人生旅程；你知道，即便你的人生支離破碎，他們永遠不會嫌棄你的好壞，因為他們早已見過最糟最蠢的你的青春；你知道，你渴望和他們繼續攜手向前邁進，人生一路。

人生是這樣，如果有幸，你們會相遇；如果不幸，你們仍會相遇，以他們最溫柔的姿態，擁抱你的缺憾。

聽到隔壁桌兩個小高一在聊社課和聯合迎新，記憶就回到七年前的那個夏天，參加了四省中的熱音社聯合迎新，那時候好高興，第一次可以接觸到那麼多嶄新的不一樣的人、不一樣的學校，彷彿一個新地圖等著拓荒，好多人我不認識，也沒人認識我，可以盡情地打造一個新的自己。

那天好像穿了雙紅色馬汀鞋，後來有個迎新上認識我的男孩，就稱我紅鞋小女孩。其實迎新的活動大抵也就那樣，整整新生大家笑笑鬧鬧，吃點心喝飲料，一天好快就過去了。晚霞開了，我們從中一中校園離開，一邊羨慕他們有玻璃透光的自習室，一邊還想著自己剛剛不顧形象地夾著球袋鼠跳比賽。

那時候去一中街一定是要逛街的，買了好多自以為很潮的短褲，還有當時很紅的黑絲內搭褲，一雙娃娃鞋。還有一杯紅茶冰是一定要的——梅子可樂剛紅起來，滿街都是梅子可樂，但我依舊萬年的紅茶冰和炸杏鮑菇，有時候會去那兒的港式飲茶吃奶油多士。

現在再回去，也不知道該去哪裡了。那個夏天在學校跑著大地遊戲，充滿無限希望和笑容，學著吉他想當主唱的紅鞋小女孩，還在那裡嗎？畢業後沒有回過高中，一來是高中摯友都在北部或身邊，二來實在也沒有和老師們多熟悉，回去可能平添人家尷尬，多半都不記得我了。但一直想找時間回去啊，那裡有我很多很多足跡，被當了兩次的數學，生平第一次跳拉拉、玩熱音社、每節體育課的閒聊，羨慕著舞蹈班女孩優美的姿態，每週五必翹課的下午，從來不早自習的高三，懶洋洋地八點半才到校，而畢生最愛的摯友幾乎都在此處結識。

翹課的下午，搭著 54 號公車，吹著冷氣頭靠在窗邊，身上還穿著白衣黑裙，偶爾會被司機調侃是不是蹺課，我笑笑還是一躍而上公車，沿路看著公車繞過一圈又一圈景物，很安靜，沒什麼人，要整整 40分鐘才會到家。我喜歡那個夏天、那個年紀、那台沒什麼人的 54 號公車，還有禮拜五的蹺課下午。

現在好遠了，但深深感謝著摯友依舊在身邊。雖然沒辦法中午拉著椅子就能過去找妳們吃飯，下課一起搶時間跑福利社，我們的人生都像一柱統計表，各自越來越深越高，但慶幸的是我們仍舊牽得起手。有一天如果我停下來了——無論因為什麼原因——你們還是要繼續長高高，我的手可以越變越長，或在下頭守著，總是觸及得了那個黃金歲月的青春。

每當我對這個世界有什麼新想法、新發現，無論時間，無論地點，都忍不住先傳訊息告訴摯友Chris，而她也風雨無阻地總忍受我的各種騷擾。

我不知道那是怎樣的一種心態，但我想和她分享我人生的每個驚喜，每一步足跡：於是快樂的時候找她，去參加時裝品牌YSL的Party玩樂、拍閨蜜婚紗、週末東區我們的背影、看一部又一部驚悚片，瑣碎至我又喜歡上哪個YouTuber、哪家的口紅，都一一和她描述。

悲傷的時候，也找她。兩個人躺在床上，也不大說什麼，只靜靜地互相陪伴，她看著我哭，或握著我的手，試圖給我力量。這種時候，彼此也知道沒什麼好多說的，相伴左右，替彼此保駕護航，便是了。

憂鬱症的日子裡，一方面讀書寫字，一方面也常逛街踩點，去了許多過去列在待去清單上的咖啡廳。我不愛喝咖啡，但一個人在咖啡廳的時候，我總會點最酸苦的手沖咖啡喝。好像那樣的苦酸，才足夠沖去喉頭間的哽慨，鎮壓下內心莫名的惶惑。

一個人在咖啡廳的時候，總會想起 Chris，如果她在，我一定會點一杯甜滋滋擠上滿滿鮮奶油的伯爵鮮奶茶，配一塊戚風蛋糕，就算完美了。

我從沒想過跟誰的友情能夠緊密維持多久，許下一生一世友誼那樣的少女情懷早就被拋諸腦後。今天仔細一想，從高二認識 Chris 至今，我們也認識了近七年，緊緊密密的七年，沒有真空期的七年。

我們這樣一路走著，一起對抗試圖將我們平庸化的社會體制，跟她相處，友誼之外我們思想的互相辯證，讓我總能知道，我還是有靈魂有思想的人，而不是一隻早被社會與時光消磨殆盡的稻草人。

繼續一起抵抗這個世界給我們的標籤和平庸，一路一起行去，做一雙靈魂獨特的人。

貓貓摩奇在舊家時不太會叫，也不甚黏人，幾乎可以說是懶得理大夥兒的地步。到了新家小套房許是不適應，不像從前家庭式房屋可以滿屋子地亂跑；也有可能是室友數突然從六驟降到二，摩奇變得黏人，特別愛撒嬌，尤其在我洗澡的時候。

蔡摩奇會百折不撓地在浴室門口哀號哭喊喵嗚叫，貓掌貼著乾濕分離的霧面隔板拍擊抓撓，就像惡靈古堡裡面，喪屍堵在門口嗚嗚叫一樣。每次我聽得不忍心就把浴室門半開著，貓咪卻咻地一下就溜走，待我關上門，又是一次輪迴反覆。

但這樣的牠是我日常中的微光。還有很多很美的東西，像是學妹溫柔笑著對我說「怕妳又不吃東西」探班時送來的溫熱蛋糕，夜半仍在陪我一趟趟寄送盆栽的好友，願意和我到自殺防治中心諮商的學姊，凌晨仍在聽我反覆陳述痛楚的人——真實存在著的、美好而不飄渺的存在。很多時候我都很訝異，在這樣的人生歷程裡，如何能遇見這樣燦亮的光，熠熠生輝，幾乎要將我的人生照亮。

我無力去回應這樣的好，但請你們知道，人啊，選擇過日子的方式有很多種，而你們選擇點燃那樣明曜的一簇花火，在我的人生中。

最浪漫的場景中的嗅覺應該是，嗯……秋初吧，和相愛的人躺在枯葉遮掩得厚厚實實的土地，有樹葉剛熟成落下的味道，帶著淡淡的綠葉尾香，還有土地，乾燥土壤的清爽味，就這樣簡簡單單，沒有多餘的雜味，躺著，然後彼此握著手，能看得到天空。

我很喜歡男孩子身上帶有衣服剛曬盡的陽光味，要說是什麼味道也實在說不上來，總之不是烘衣機可以調和的味道。陽光混著一點洗衣粉的香味，讓人很安心。

自己是心情糟的時候會噴 adopt' 品牌的橙花香水，說是橙花其實聞起來就是橘子工坊洗衣精的味道。心情差就讓自己變人體移動洗衣精，整個人化身橘子工坊代言人。

人比較蒼白脆弱的時候，會用 Yojiya 牌子的香水，前味是蒼蘭與桃花，中味是鈴蘭及玫瑰，後味尾韻極長，琥珀和麝香淡淡縈繞，人跟著柔軟下來，心會淌成一片湖水那樣地軟，有些甜糯，有些溫煦，香味會持續一整天，整個人都會那樣軟軟慵懶的，像初秋的午後。

精氣神好，又要有氣勢的時候會用 CHANEL 的 CHANCE 淡香水，葡萄柚、血橙，緊接著茉莉花香，最後綻放西洋杉鳶尾花為餘韻，清新怡人。

夜裡要睡時點依蘭花燭，安神、寧心。

香味會影響人，我一直這麼覺得。一天身上的味道是什麼、身邊人的味道如何，都會隱隱影響情緒和五覺，從嗅覺影響到觀感、聽覺、撫觸……那樣的甜或澀或香，總會感覺到的。我每每恍若覺得閨蜜 Chris 身上有甜軟的香，但她從不愛熏香，可和她相處就像茉莉花開一樣怡人，好像一整個春天，都留在了身邊。

流浪日記——京都

真的是太喜歡京都這個城市，光是走在街道上就開心得想跳起來，是真正的開心。上次到京都初行是和兩位摯友，那次旅行的記憶美得不像話，至今想起來還是會微笑，讓我對京都又加深了一層情感。

在京都的下午，回到住處小憩，竟然還做了美夢，忍不住笑出聲還驚醒了共枕的學妹。美夢耶，雖然忘記具體的關於夢的記憶，但一定是相當美好的。好久好久沒有做過美夢，噩夢時常纏身，終於有揮散的一天。

今天沒做什麼，跟學妹吃了拉麵、小憩，夜晚隨意在路邊選了間餐廳用飯，回程買了包七星跟打火機，兩個水果果凍，一瓶天然水（吃藥用），等另一位獨自出行的旅伴回房，就結束了在京都的第一天。

光是這樣就好開心，眷戀京都這個城市的氣氛，溫度，味道，下雨的模樣，濛濛霧霧，古都氣質低調的蘊涵。

旅伴學妹是個成熟可愛又和我一樣厭世倦遊的妹妹，另個旅伴則是愛碎碎念惹人厭但有時又意外很罩的L。

京都行讓我想起了很多事情，包括那時候剛開始用藥的我，還沒掉進那麼深的坑中的我。當時很多事情很美，就像宮寶森帶宮二上金樓註，那樣地離經叛道，只為不錯過美好的一瞥。

此次恰逢祇園祭前祭，看見了整個四条地區的神轎漫漫延延到每個路口，警察忙著封街疏運人潮和車輛，襯著祭典彩排的鈴聲和吹奏樂，左側是一排高級訂製服店，右手一轉是古老傳承已久的古都京都祇園大祭，相當超離現實地並存在一條街上。

下著不小的雨，我和學妹體力實在不好，臨近夜晚，憂鬱的煩躁又悄悄開始升起，我們沒看完前祭的所有神轎，匆匆搭了地鐵回京都車站的住處，留下精力充沛的L，興致勃勃地遊覽四条區域。

住所對面是家營業時間不明的深夜居酒屋，因為實在想吃蔬菜，我和學妹跟老闆點了不在菜單上的炒高麗菜。店員客人和老闆都相當熱情，認識了一位來自青森的京大校友，妻子是吉林省東北人的老闆，和在居酒屋打工的女孩。

京大男專精的是人類學，待L也到了居酒屋和我們會合後，我們用拼拼湊湊的英文、不時還得拿出手機翻譯，談起了中國和台灣的政治與文化認同問題，日本的社會與學生運動史、在英文中相當難解釋的中國人與華人的身份別、台日同樣面臨的世代對抗、青年對政治的冷感、游擊隊、柄谷行人、新政府的駐日大使（謝長廷）也是京大校友這回事。

我試圖從這趟旅行找回去年還不那麼殘缺的我，我以為回到一樣的地方，走過一樣的路，搭乘一樣的飛機，吃同樣的食物，或許，或許能找回一點點，那時初見金樓內心盈滿的喜悅和驚艷。

但並沒有。我強迫自己雀躍，初到時的喜悅一下子便消逝無蹤，如無波死水，好像真的再也盪漾不起什麼情緒了。

夜半的京都，我和學妹坐在路邊談起生死，她高中時曾度過和我一樣的日子。她說，她選擇回到家鄉，每日坐在至親的墳前整整兩個月，回台灣後她覺得有些什麼變了，她必須為了逝去的至親活下，如果不堅持下這樣的信念，或許她早晚和我一樣。於是有了眼前路，即便不是繁花綻放，許是凜冽冬雪，她還是一步一踏深而沉地走下去了。

很了不起，這個小女孩。

L的日子在我看來非常非常艱辛，我問他為什麼不想死，他說沒有就是沒有，死了就什麼都沒了，再辛苦也是要活下去的。這樣頑強的生命力讓人欽羨起來，雖然他說話一向深具攻擊性，但忍不住因為他能有這樣的信念而對他柔軟一些。曾經凝視黑暗甚至差一點觸及深淵，卻將自己狠狠拉回的，都是了不起的傢伙。

明天要演講的投影片還沒做，感情的問題尚未處理完，參與募資回饋的韓國廠商溝通相當困難，回饋品的木製燈遲遲還沒寄來；盆栽在最後裝箱階段，緊接著要上班、要南下臺南當製片、要到東京，二十二歲的生日就在這些忙碌瑣碎的事情中悄悄度過了。真是有些不可思議。

二十二歲，一直以為會是個燦爛盛開的年歲，恍然卻不是。學妹說，有些路就是必須要走過的，如果沒有高中時的陰影，她也不會成為如今這樣成熟又充滿智慧、溫柔又決絕果毅的模樣。

在回程的飛機上，後製了張L不斷被我們兩人嫌棄拋棄霸凌，卻還是走在我們身後替我們留下京都行的最後一張照片。希望學妹和L都能幸福，希望你們開心，在你們最光輝燦爛的年華，你們的溫柔和堅毅，都是最寧馨純粹的日常。

趁青春正好，趁景色良辰，你們因曾經脆弱而生的韌性今日營業中，今歲不打烊。

註：源自王家衛的電影《一代宗師》。

昨天上班忙到連看手機一眼的時間都沒有，七點下班後拿起手機，才看到男友下午兩點傳來的一則訊息。「我愛你。」

他其實不是會說這樣話的人，這麼突然、直接的三個字，讓我直覺聯想到他肯定怎麼了。我過了四個小時才看到這條私訊，他說，「我正在處理很難過的事。」我說好，等你忙完，再跟我說。

到了八點，他告訴我，他正在處理警察生涯中的第一次報驗。

警察有時候會跟我談談他的工作，有個老先生，是他長期關照的家暴受害者。這個案子是他最為關心的，新年前，他時常去家訪關心老先生的近況，希望能為獨居與兒子不合的老先生多做點什麼。他說年後下班騎車回家，有時候會看到老先生在傢俱行門口招攬客人，他沒有想多，只一直把他掛念在心上。

其實關於家庭的，站在第一線處理這些人生中最污穢難堪的事實的職業，案情往往對他而言是複雜的。因為他看見的不是一則則新聞，我們感傷一下過目即忘的片段。那是他親眼見過面的老先生，聊過天，甚至碰觸過彼此的溫度，直視過他雙眼的，看過他蒼老疲倦的模樣，也見過他辛勤工作的堅韌，知道他獨居的樣貌，知道他家庭的悲哀，甚至那些關於暴力與金錢的難堪。

老先生身體不好，有安眠藥、高血壓、血糖出了狀況、腸胃與排泄問題更是如影隨行。警察說他的藥袋很多，兒子月前就離開台灣出差，我忍不住想，一個人住著、獨自看病、過節、上班，在板橋過著發傳單一天賺一千元的日子，在公車上一邊看著警察傳來的訊息，一邊忍不住掉淚。

警察說，他下午正在滑手機相簿，因為老先生是他關心的案件當事人，所以相簿裡有他的資料。正好滑到了老先生的照片時，不到一分鐘內，就接到了報案通知——說某處傳來臭味。

我想結果你們都知道了。那是老先生的地址，警察走進去，現場味道好重，有個人躺在裡面，他想，一定就是他了。

死者的四哥和他最後一次見面是在端午節，老先生打了電話，說一個人過節好難熬，卻還是婉拒了哥哥陪伴的邀請。最後四哥偷偷帶了粽子去見他，陪他過節閒聊，那就是他們最後一次見面了。

做筆錄時，警察問四哥老先生的狀況，四哥一邊哭一邊說，老先生是就算生活過得再辛苦都要把生命留下來的人，他很能忍耐、很堅韌、很頑強。

警察說，他聽到這邊，差一點就要在現場淚崩，但他有他的專業素養，得忍住。他說他好想當個溫柔的警察，好想多關心他轄區裡需要幫助的人，看著一旁與老先生樣貌相似的老先生的二哥，好想衝過去抱著他大哭一場，跟他說對不起，對不起最近都沒有關心你。他說他其實可以為他做更多，或許，或許今天就不會接到報案通知。

冥冥之中吧，我說我相信這不是巧合，老先生選擇讓你接到這則報案，為他處理最後一段路。警察說雖然很難受，但起碼他的最後一程是他親手受理的，陪他走到人生的終點站。我跟他說，老先生一定不怪你，才會願意讓你陪他走最後一程。其實你今天無論做了多少，你永遠都會覺得不夠，你看他活到這把歲數了，人生很複雜，老先生經歷過很多事情，也許不是我們一個關心就能夠改變命運的。

因為人生太漫長了，是一整個生命的累積所會發生的結果，我們能改變的不多，你能做的、你該做的，你都已經做了。

希望能有更多的溫柔，讓這個世界更美好。

流浪日記——首爾

這幾年越來越多獨自出行的時候，總是意外地平靜，很安心，想做些什麼都不必顧慮太多，能躺在候機室放鬆待機，聽著最近不斷重複播放的 Lost Stars 註，跟同是孤身的陌生旅人交換一個微笑、閒聊，沒有太多負擔。

雖然過海關時被海關嘲笑以前很胖，但沒關係我忍！

從桃園到首爾要越過一片無盡汪洋，帶著很多人的祝福（和代購），升上不是網路的那個真正的雲端。想著要幫妹妹幫朋友買些什麼禮物，還特別叮囑流浪主人 Tina 絕不去看什麼風景名勝，我只要吃吃吃跟買買買，還有與她散步、閒聊、坐在同一片陽光下發呆、給她很多擁抱。

我想和她坐在路邊咖啡廳發呆，看看路人，幫彼此拍照，這樣無聲卻不尷尬的靜謐。

我很想她，近半年未見，任性地要求她來接機，陪我到傳說中美得不可思議的梨花大學。我沒有帶睡衣，打算穿她的；我沒有帶盥洗用具，打算用她的；我沒有認路沒有看遊記，打算跟著她走就是了，即便什麼也沒做，只是一起在頂樓喝酒吹風，那都是最美好的事。

註：歌手 Adam Levine（亞當・李維）於 2014 年發行的歌曲。

今天回台中翻起舊衣櫃，想找件垂袖的白襯衫，意外地從一坨衣服堆裡瞥見了一抹湖水綠。那時媽媽正在陪著我找，我拎出那條湖水綠的長裙，說哎這件怎麼在這裡，我帶去台北穿。

媽媽說，這件是你跟姊姊不要的，當初要丟，是我撿回來，現在才在衣櫃裡。我說怎麼會，這麼好看的裙子，怎麼捨得丟？媽說，哪知道，你們姐妹一下喜歡那個一下喜歡這個的。

我把那條湖水綠的長裙拎回房間，白底的雪紡上頭印著一隻隻可愛的綠色小麋鹿，怎麼會想丟掉它呢？

應該是二零一一年的暑假，我和姊姊到香港玩，一個大學生帶著一個高中生，我們說好要去半島酒店吃下午茶，查了查，沒訂到位，也不想現場排著長長隊伍等待，下午茶本該自在不是嗎。後來改去淺水灣酒店吃英式下午茶，那時候第一次知道什麼叫 Dress Code，也搞不太懂它的要求，總之，女孩子穿著長裙總不會出錯吧？

行前媽媽帶著我跟姊姊去百貨公司，各自挑了一件我們自認符合「Dress Code」的裙子，結了帳，歡喜地帶著姊姊的湖水綠長裙和我的黑色雪紡長裙回家，期待穿著它在淺水灣酒店，慵懶地享用午茶，張愛玲《傾城之戀》裡的淺水灣呢，藍圖正是這家酒店。

怎麼捨得丟呢？

那年夏天父母送我們姐妹去機場，大大方方地讓我們在香港自在玩耍，細心地陪著我們挑了下午茶該穿的衣服，怎麼捨得丟。

這次換我把它撿回來，帶上台北。等春雨綿綿一過，春光乍洩之時，便穿上它，再去吃一次那樣的下午茶。此時已經對各種場合的 Dress Code 熟稔於心，早不是當年那個初聞服儀禮節的我，懵懵懂懂，卻更珍惜它們。

母親節快樂

今天母親節，本來也不知道該跟媽媽說什麼。往年都是一句「母親節快樂」輕巧帶過，有時候會和姊姊合買禮物，但總覺得，少了些什麼。

今天看到朋友寫的文章，覺得有些什麼被點醒了，這是我過去一直跟我媽媽提的，卻總是沒有把它完整地敘述出來。於是我忍不住改了幾個字，傳給母親。我和她說，媽，今天是母親節。

「但是我不想祝你母親節快樂，因為從二十六歲開始你就被『母親』這兩個字給束縛住。希望從今爾後，你能自在地活著、做自己想做的事情，不必為了任何人扮演任何角色而活著，當個自由而獨立的個體。

一個真正完整可以隨心所欲的自由人，而不再以誰誰的母親、妻子、奶奶、媳婦、女兒而存在。天天開心 <3

很多人因為成為母親而被剝奪了許多快樂，想想母親節快樂這句話還滿諷刺的。希望有一天母親們可以不只在母親節才快樂，而能在可以實現自己夢想的友善社會中，感受到生命的自由、意義感，天天都快樂。」

我媽沉默了一下，說，「……不知該如何回應。」

接著她說：「這一代的母親也就是這樣子了，不知道該如何改變自己的重心，生活過著過著就成了一輩子。」

我思索著她所說的「這一代的母親」，是意味著什麼，我們的社會從多久以前開始，就將母親身份視為家庭的俘虜，神聖母職的標籤沉沉壓在上頭，我想不僅僅是「這一代的母親」，而是，母親也就是這樣子了。

「那從現在開始，視你的子女為完整的個體，丈夫僅是生活的夥伴，而你是完整的個體，有著自己的人生。」我這樣回答。

「我倒覺得自己在孩子和丈夫之間游離拉扯。」我媽說。

怎麼會是呢？一個人，一個女人，她的人生怎麼會是該在丈夫跟孩子間做選擇，只能選擇家庭成為她的生活？「不用選擇哪邊才是重心，妳才是妳自己的重心。」我說。

「……是啊。謝謝妳！我也希望妳能開開心心。」

我覺得這是我過過最棒的一次母親節，希望母親也是。

又是夜間飛行，真的很晚的夜，凌晨才抵達台灣。跟 Tina 在韓國首爾分手的時候，想說些什麼，因為我真的很愛她，從我自殺失敗那晚看到她無助的文字，就好想來見見她，在同個地點一起躺在頂樓吹風，把那些我曾經帶來的哀傷吹散。

但我最終什麼也沒說，因為我想她知道的。我們都是嘴上說得很少的人，總是嫌棄彼此，但其實她柔軟到不行，接機花四個小時她已經發誓要變得冷酷，對所有要求 No No No，結果最後她又幫我送機了。

在雲上很想念這五天，幾乎像在台北玩耍的日子一樣，只是地點搬到了首爾，吃烤肉、吃早午餐、逛街、吃霜淇林、吃芒果冰、去酒吧、歇腳在咖啡廳，半夜一起擠在一張小小的單人床上。我很愛她，我想我永遠無法接受失去她，卻在當時自私地選擇離開。

從雲端往下看，有幾點很暗很暗的燈火，像小時候想用水彩畫出夕陽餘暉，卻成了一抹抹淡色的黃，不深不濃，淺淺地暈開，帶著點小孩子筆跡的稚嫩拙劣。是船嗎？是漁船的燈火還是——我已經分不清那些濃霧是我們的海島還是雲層。

我帶著要給好多好多人的禮物回來，這些牽絆讓我好急著回到家，忍不住想當個聖誕老公公向室友和男友發禮物，看見他們開心的樣子。偷偷說一下，最開心的戰利品是蘭芝的絢陽雙色唇膏。

有些人遠，禮物得用寄的，希望他們收到時一樣是帶著期待與笑容。即使這個世界帶來這麼多哀傷，我也總是喜歡你們微笑的樣子。

旅行

「（旅行）結果或許並沒有多大用處，只不過是回憶而已也不一定。但本來，那就是所謂旅行不是嗎？那就是所謂人生不是嗎？……旅行是一件好事。雖然會有疲倦，會有失望，但一定也會有什麼。」——《你說，寮國到底有什麼？》村上春樹。

這兩三年頻繁的旅行，包括之前的流浪故事計畫，上海、京都、代官山、曼谷、新加坡、喀比、首爾、古亭、板橋、台中、成大……

旅行或流浪，對我來說是未知的，但並不代表總是充滿著欣喜或期待，老實說有時候疲倦跟困惑遠大於行程中得到的光點。在世界的不同角落不斷遊走，東西南北東南西北，帶著疑惑留下各種足跡，給自己，或給共同旅行的人們。

我總是不那麼愛玩的，到了一個地方，只想慢慢走走看看，路上偶然遇見什麼驚喜，就進去踩踩，吃點東西，坐在路邊，看著公車或私家車腳踏車一輛輛經過，放學的中學生嘴裡一口我不懂的語言迅速地交換我未知的秘密，然後回到住宿處洗澡安眠。

我理想的旅行總是這樣的，我很困於跑行程、非得看些什麼名勝、「今天是否沒去什麼地方」這類的問題。旅行是慢的，用眼睛細看，用舌尖慢慢品嘗，用耳朵聽誰口中的聲音，肌膚的感觸，閃過眼底的光。

我喜歡這樣，聽起來任性，我甚至能在新加坡的樟宜機場坐一整天，從早到晚，看著飛機起起落落，遊客來來去去、離離散散，吃幾家機場裡最棒的餐廳，晚上去有 Live Band 的 Bar，深夜就在商務區用筆電工作，也沒意思入境新加坡看些所謂景點。

「景點」和我的聯結好薄弱，我們之間有什麼牽絆或緣分我非得去看你不可嗎？流浪時我最喜歡待在朋友家，一整天不出門，就和朋友深聊，吃吃喝喝，挖掘彼此沒熟悉過的人生組成的那部分。

能讓我心裡最安靜的地方是京都，一次去是美麗春季，一次是豔陽夏季。彼時櫻花未開，亦未到淡黃的秋，緋紅都讓位給青翠的綠，從銀閣寺出來，一路走到哲學之道，步步踩著綠蔭，沿著小河畔，坐進藝妓咖啡館喝傳統抹茶，吃上傳統和菓子，再緩步繼續行走，一路上好安靜，除了旅伴外沒有其他人。

這就是我對京都最美好的回憶。如果今年畢業後，能到京都住上半年就太好了。

輯五

被討厭的勇氣

我不需要勇氣
因為我討厭自己
討厭上一秒的自己
更討厭上上一秒的自己
最討厭睡前剖開一顆顆藥丸的自己

勇氣是留給想要活著的人使用的
至於我們這些自私自厭的討厭鬼
就把勇氣拋一邊去吧

而別傻了孩子
世界並不會因此而沉默
或是
為了你停止公轉

人們一如往昔地前進
毫不遲疑地
踏過你的蒼蒼骸骨與慘白屍體

募資來到了二十一萬，在幾天前，也忘了是哪一天，有個曾經也在募資平台 flyingV 實習的學妹密我，直接地說「其實，我原本沒有很喜歡你的募資專案。」我頓時來了興致，那為什麼後來又有興趣了？我問她。

「因為我覺得太過勵志正向，那讓我很害怕。我覺得人生其實根本就是一灘爛水，為什麼一定要從高處摔到低處，再爬起來？會不會大家之後對於憂鬱症就想著，你生病了，你努力克服疾病，你好棒？」

我跟她說，文案內容我們修了好多次，一直想著要以什麼樣的色調去觸及普羅大眾，而非原本就關心精神疾病的目標客群，該如何好好表達我們的理念，卻又不使人畏懼呢？多少需要一個柔軟一點的開始。

我說，我希望更多 so-called normal people 真實理解這個病，書中的內容並不是那麼一致溫暖的色澤，有許多極端的陰暗而隱晦的病況，諸如謊言、自殺、衝突……我希望這反而能帶給原以為站出來的精神病患都是「好勵志的痊癒患者」的人一個衝擊：我並沒有痊癒，我並沒有克服，從來沒有，我沒有好轉，我病況仍在起起伏伏，這篇文章，正是在候診間完成的。

我甚至無法保證，我會不會再次自殺，這才是真實的樣貌。還有許多許多的患者，沒有宣洩與表達自己病情的能力，有被帶去宮廟而非診所的孩子，有人罹病六年憂鬱纏綿，有人滿身自殘傷痕，卻無法向任何人講出他的苦痛。憂鬱症一點也不勵志，一點也不溫柔。

但因為我還欠著債（至少14場演講），在這之前會好好活著啦。男友看了看我寫的文字，嚴肅地看著我，說，他其實也沒有很喜歡我的專案。我有些驚訝，因為他不遺餘力地替我做了不少宣傳，每天也認真地緊盯著募資進度。

「因為我分不到半毛錢＝＝」他說。

募資案即使已經達標，還是希望能有更多更多的人，透過《親愛的我》的紀錄，而能夠戴上玫瑰色的眼鏡，凝視身邊的精神疾病患者。

這幾天有好多事想說。

今天，我把所有協助分享《親愛的我》募資專案的貼文一一讀遍，然後複製，儲存下來。這些文字對我來說太深刻而珍貴，我必須好好地一則一則留存。其實說來心虛，我並不覺得我擁有那些，你們所形容的美好人格特質。我想真正溫柔的是你們吧，願意戴上玫瑰色的眼鏡，包容處處殘缺的我。

今天，也是我第一天到無國界醫生工作，我熱愛這個團體的氣氛，他們感覺都有好柔軟的心，在為這個世界上你所不知道的醜陋、創傷而努力著。也很榮幸地，在我厚著臉皮之下，成為了我崇拜很久的佳慧 註1 老師和鄭巧鈺 註2 大姐的臉書好友，以及親切的香港無國界醫生 Wendy Ngan。這一切的發生都不在預料之中，實在何其榮幸，能相識在這樣這個時代，還保持著柔軟，同時出彩又可親的人物。

但在華山，建築美得爬滿蒼翠綠葉，陽光溫煦燦亮，正做著我熱愛的事同時，卻傳來我的摯友燒炭的訊息。他和我道別，我和他說，好的，我尊重你的決定，記得我愛你。晚安，他說。「晚安。」我說。

焦躁不安地在展場度過五分鐘，我還是忍不住，這一刻我懂了那時 Chris 把我從吊繩抱下的心情，我們都是自私的，即便說了好多尊重，好多好多我愛你，但還是捨不得放開對方的手，自私地要對方留下，在這個世界一同受苦。我和同事說了聲我得打通重要的電話，便叫了救護車，翻出我依稀記得的地址與樓層，救護人員和警察抵達現場，摯友的愛人也同時到了住處，所幸他燒炭的行動尚未開始，他失敗了，如我十九號嘗試上吊那般。警消人員謾罵他浪費社會資源，房東希望他趕快搬走，以免屋子成了凶宅。

摯友的愛人，在警消離開後追過去對他們說：「難道你們就希望開了門，發現真的有什麼事情嗎？很多事情，並不是只有你們看到的那樣。我能體諒你們業務繁忙，但是不要忘記，當初成為醫護人員的初衷是什麼。有時候，你們也會成為加害者的一員。」

昨天晚上接受雜誌採訪時，採訪者問我，我書中對於「自殺不能解決問題」這句話的立場，是持反論的，害不害怕到時候遭到非議？我說我不怕。

對於許多深陷痛苦的人來說，結束自己的生命，是可悲的唯一可以掌控自己生命的方式。但這樣的行為為世間所不容，自殺沒成功是浪費社會資源，自殺成功是怎麼不想想愛你的人。但人的生命，怎麼能由他人來決斷？你既不能非法殺我，為何能夠用整個社會的輿論，去如此殘忍地，阻止一個人的死亡自決？

探討到底，究竟還是因為自私。我們怯懦得不敢面對生命的逝去，自私得不想放開手，愛著你的與你愛著的，都因愛而自私，牽絆越深，越放不下，執著越沉。

我曾經寫過，亞東醫院的醫護人員在我自殺的當晚，冷冷而不屑地對我說：「如果你有自主能力，為什麼要自殺？」我想她是看過太多案例而麻木了，也或許是，她從未真正瞭解過為什麼人們要自殺，怎麼會與自主能力有關呢。精神疾病患者，並不是社會想像的「瘋子」，這兩者並非等號。

佳慧老師今早和我說，她分享了我的出書計劃，但並沒有 tag 標示我的身份，因為她怕我會被打擾。她很溫柔地說：「你不留言不會有失禮的問題。我想讓你知道，你沒有必要在我臉書上為了客氣禮貌，而暴露自己。」

我想了許久，這樣回覆佳慧老師：「其實推出這個專案，就是作為精神疾病患者的我，願意勇敢站出來，去抹去那些污名跟標籤。所以，如果老師方便的話，tag 我吧。」我想作為一名曾經自殺上吊過、長期患有精神疾病的社會一份子，站在陽光下，告訴大家，我的模樣如何，我的所為如何，我的疾病生成怎般模樣，精神病患是長成這樣子的。

我不害怕，如果所有精神疾病患者都必須躲在陰影下，無法沐浴陽光，這個社會什麼時候才能對於邊緣人更友善？這不僅僅是精神疾病患者，也是 LGBT 註3，是愛滋病患者，是這個世界千萬種歧視與誤解的綜合體。如果有正在深陷痛苦的人，我想和你說，我會努力為你們的痛苦代言，為你們的苦難翻案。這是我微小的力量，僅僅能做的，唯一一件事。我會因為你們的脆弱，而變得更勇敢。

註1：

全名幸佳慧，為兒童文學家，作品涉獵廣泛、種類多元，如《掉進兔子洞》、《走進長襪皮皮的世界》、《大鬼小鬼圖書館》、《家有125》、《親愛的》、《希望小提琴》，同時亦積極參與兒童教育、性別、人權等社運活動，關照弱勢與多元族群。

註2：

原為會計師，後因某次參加某次志工服務前往非洲索馬利蘭，之後便投身人道關懷工作，於2012年加入無國界醫生，負責愛滋病治療項目等行政工作，現為無國界醫生駐臺灣代表。

註3：

LGBT為lesbians（女同性戀者）、gays（男同性戀者）、bisexuals（雙性戀者）、transgender（跨性別者）的簡稱。

我想一般人真的無法理解吧，尤其是在體制中上對下的關係裡。

當初期中考週前後，正好是我病況最嚴重的時期，我真的完全無法踏入校園或教室，至今也無法，所有的休學程序，都是麻煩同學幫我處理。踏入白天的校園，那會讓我開始恐慌到窒息，得再次躲起來拿著塑膠袋罩住口鼻喘氣，我無法解釋原因。

而考試本就是嚴肅又緊繃的狀態，幻覺跟幻聽在此時對我造成很大的干擾，文字會開始在我眼中解構，無法順利閱讀，耳邊不斷傳來各種言語，腦中一片空白，我真的不知道在這樣的狀況下，我要怎麼申論、應答。

我向系辦求助，詢問我是否能有其他方法應試，系主任相當盡力地幫我跟各個教授協調，其他科目的教授也願意讓我以其他方式應考。但最終的結果是：大多數的教授不同意，因為對其他學生不公平。其中一位教授說，她甚至沒看到我在課堂出席，所以完全無法接受。好笑的是，這位教授的課反而是我少數每週都有出席的課。可能我習慣坐在邊邊角落，模樣也與大二她認識我時不太相同，她說出了「從來沒看見我在課堂出席過。」

現在雜誌的採訪出來了，我也很誠實地描述了我在系上求助失敗的經歷，系上看到採訪稿後，發現我在出書、即將到各處演講，便來信解釋說他們不是這個意思。好的，那請問是什麼意思？

我不知道提出的這個問題對不對，但今天如果是一位視障學生，他需要有人替他朗誦題目，延長考試時間，他才能好好作答，這算不算對其他學生不公平？為什麼換作精神疾病患者，就成了不公平、成了無法接受、成了我逃避考試的藉口？我有必要為了區區一場考試，這樣公開我的疾病、難堪的求助系辦嗎？如果，如果，但凡我能夠正常地回到校園，我也願意盡最大的努力。如果我如此正常，何需每天吞服十顆藥丸，每月可能花上近萬元就醫？

從前我還是學生會長時，如果我聽聞有同學遭受這樣的待遇，我肯定會怒氣沖沖地到對方系辦質問。但我累了，換作是我自己，只有無奈與難受。如果要說我生病至今遇到最大的惡意，那就是來自我的母校。

sick。

差等之愛

我一直記得那些教室，可能是406教室還是409教室，文學院的陽光一向不好，時常陰沉沉的，厚重的深粉色窗簾斂著，我不記得那麼清楚了，從我不敢再踏入白日的教室以後。

我想教育體制裡真的有許多令人哀傷的事。成為一個好的教育家，而非教書匠，是一件不簡單、而且令人敬佩的成就，但擁有這種成就的人往往並不那麼多。

愛有等差，偏見亦是。從小我們就能清楚分辨哪些人是受老師寵愛的孩子，而哪些同學，總會成為老師心中魔鬼滋生時拿來把玩的布偶。因為偏見，因此不理解，因為疾病（如過動症），我自己的成長歷程，就見過太多太多教育者內心險惡的一面——當體制中弱者無法反抗的時候。

戲謔的體罰、公開羞辱同學、差別待遇，這些把戲我們都見過，只是當主角不是我們時，我們可能成為跟著哈哈大笑或冷漠旁觀的人們，並不意識到這位教育者——不是教育家——人性的黑暗正在蔓延。

我想起大二時因為擔任學生會會長，時常要出席許多會議，學校往往都辦在週二下午。我拿出會議通知，和老師說，「老師，對不起，這些會議卡到每堂的小考，但我一定得去，缺席小考的部分能不能再補考？」老師說，我這叫玩社團，在找藉口。於是其他人能補考了，我不行，大二的必修，就這麼被當了。

大四的時候，某堂課我每堂都去了，也從未要求請假。但老師卻指著我問，「嘉佳，你不是出國要請假一個禮拜，我叫你退選，你為什麼還在這？」「我沒有。」我說。「我沒有跟老師請過假。」

但我記得就是你，他說。

「真的不是，老師您可以打開信箱檢查。」他沒再說話，之後我上交的期中筆記封面上被寫了個血紅的「差」。我要了其他同學的筆記來看，卻看不出我的差，是差在哪兒。同時有個同學，因為得去美國一個月，向老師請了假，老師對她說，沒關係，你筆記回來再抄別的同學的就好了。

有些人可以消失一個月，有些人，遲到五分鐘就成了老師課堂上拿來羞辱的對象——這是我朋友的經歷，老師逼著她棄修，即便她什麼也沒做錯，她因此得延畢。

這些偏見、惡意、誤解或誤會，我不知道身為一個掌握學分生殺大權的教授們，是怎麼理解「教育」。當我的教授認為，憂鬱症不過是我逃避考試的藉口，甚至不相信我每堂都有出席時，我軟弱而無奈的，不知道該拿什麼去反抗。我總是對自己的權益如此懦弱，無法像為他人爭取權利時那樣剛強。

於是我休學，專心寫作。他們見了採訪，看到了新書預告，開始緊張——這位曾經能任他們蔑視把玩的學生似乎開始有了點話語權——信一封封寄來，電話一通通打，說我是不是誤會了他們什麼，他們並不是這個意思，系上——盡一切能力幫助我。

好笑的是，在書中，我其實從未攻擊過他們，現在依然，我並不想謾罵。那些我受過的傷，我同儕們受過的傷，我只希望教育者能成為「教育家」，承擔起真正的教育之心，不要再有這麼多的孩子，在升學路上受到如此多苦難。

我正在候診間，看著系上寄來的一封封信，可笑得好想哭。我想請他們不要擔心，即便有一天我們的立場對換，我成了比你們有話語權的一方，我也並不會如你們一般，憑藉這樣的力量，一再一再傷害對方。

昨日夜半和 L 閒聊，我有些無奈地對她說，其實很多時候，我不知道該不該責備那些無法包容、接受精神病患的人們。我說，怯步與恐懼是人性，無知是常態，而善良與愛是種選擇。

「但這絕對不是生病的人的錯，絕對不是。」L 說。

我聽說了很多故事，被拒於門外的患者的故事。每次讀到那些文字，眼角擦了又擦，還是有溫熱的水不斷湧上。對於我自己的故事，我常是憤怒大於哀傷，對於他人的，卻心疼到無以自拔。這次出書，還有巡迴演講，我的身份與病況會完全曝光，攤於陽光公眾之下。佳慧老師和我的前上司 Neema，都相當擔心我會因此受到許多惡意的攻擊。

但我反而想挑戰這些惡意，我想知道那些被拒於這社會之外、不停被從邊緣往下推的人們，是受到怎麼樣的對待，我相信那絕對是比我目前所受到的還要痛苦萬分。「這是獻身嗎？」Neema 問。

我想不是的，這是一場實驗，也是對社會的挑戰——當患者對社會的信任已經粉碎之後，該如何重新修復沾黏這份信賴？這些惡意，來自哪些人，來自哪裡？說出無知而傷人的話語之口，又是出於怎樣的身份背景與情境？我有沒有可能成功與之有效對話？

這社會對精神疾病了解得太少太少，不僅僅是如此，AIDS註1、LGBT，那些Homophobia註2 如此如此的多，甚至理直氣壯地，比邊緣的人們還正氣凜然。甚至連我自己，也不敢說有多瞭解精神疾病，這其中有太多太多複雜的因素。我的醫師，雖然是哈佛雙碩士畢業，這樣傲人的學歷，高智商的腦袋，但在面對患者時，也只能很坦白且無奈地說「我在試著找原因……而我們只能不斷嘗試。」

出書、演講，這都是挑戰，並不是因為我有多勇敢，而是我好想感同身受那些憂傷，如果可以，把他們的痛苦分一點點給我，我能夠轉化成憤怒（我最愛生氣了），因而更有力量與世界抗爭。

我們是雞蛋，你們在牆的另一邊，我們憑藉雞蛋是永遠打不破這道牆，而你們願不願意翻過牆來，擁抱這群脆弱而等待新生的弱小雞蛋？

註1：AIDS 全名為 acquired immune deficiency syndrome，後天免疫缺乏症候群。

註2：恐同症，厭惡同性戀、對同性戀抱持偏見。

前陣子受訪時，那種對談像在探索自己最深處、最隱晦的角落，我幾乎毫無保留地都說了出來。訪談進行得很愉快，時不時地一笑，但我卻告訴採訪人韋智：「老實說，我已經喪失感受快樂情緒的能力，我曾經能夠快樂，現在卻做什麼都不開心。當你說笑話時，我會哈哈大笑，只是因為我知道這時候應該笑，才會像一個『正常』人。」

表達著各種根本不存在的情緒，有時候心很累，甚至會麻木到像個機器人。我知道社交時該掌握什麼節奏，何時該笑、何時該附和、何時該一同生氣、何時該安撫對方，但這其實就像在演戲——誠實而言，我甚至對自己出書這件事，都沒有任何感受、喜悅、成就，亦無擔憂。

我不知道這樣的情緒麻痺是源自於藥物讓我過度鎮靜，還是我的人生狀態已經到了麻木不仁的地步。甚至連對美食也失去了吸引力，於是進食速度變很快，因為每道食物都是苦澀的，沒有人會想將苦味留在口中過久——如你吞服藥粉一般。但平常，或許到已經有些病態地，我還是會假裝著享受食物。韋智一邊採訪我時，我手上拿著點心麵一口接一口，其實味同嚼蠟，還是苦味的蠟，但我還是吃得很開心的模樣。

採訪結束後，韋智給了我很多回饋。他說，「在我面前妳沒感覺就不需要勉強自己笑。其實大家都在演戲，用演戲的方式，滿足社會對於『人』的想像，而不是像瘋子。這件事情本身就是有問題的，難道我可以期待說，這個社會大家的情緒都是一致的，我們聽到一個笑話，期待大家都會笑；看到一個難過的故事，期待大家都會哭？這樣才是病態，才是不正常的。」

「其實我從歐洲回來之後，一直在思考一件事，不管是在中國還是台灣的社會，為什麼會有這麼多憂鬱症跟自殺的情形？這個社會實在太壓抑了，我們不能讓我們每個人做自己想做的事情。」

「我們不願意重視每個人的差異，我們期許大家是一樣的。正是這樣的氛圍，我們壓抑了許多人性。」

然後我們談到了村上春樹的《地下鐵事件》和《約束的場所》，以及《攻殼機動隊》，恰好都是我們看過的作品。韋智提到，為什麼日本有這麼多的新興宗教，許多社經地位很高的人，被一些很低劣的宗教騙術給洗腦？是因為宗教的帶領者，是以一個叛逆的姿態出現，帶領所謂應該「正常」的人一同向這個 so-called「社會」叛逆，大家都想活得像自己一些，卻被社會壓抑、同化。

「自從妳跟我說，妳在笑的時候只是覺得這是社交上的必須，感受不到任何開心，我其實非常難過，也很震撼。我完全可以想像妳是用怎麼樣的心態在做這件事情——我自己也有演戲的時候，當下會感到很悲哀，難道我不能不演嗎？如果我們之後還有訪談或見面，如果妳真的沒有情緒的話，就表現出真的沒有情緒，我並不會覺得妳像瘋子——反而覺得妳更像活生生的『人』。因為那才是真的你自己。

就像我無法感受到妳的低落，無法感受到妳的悲傷，難道我也是瘋子嗎？」

「就像大家都說我是個很怪的人，好聽一點是特別的人。但我其實就是個普通人，普通人就是跟別人不一樣，怎麼可能文化造就大家幾乎要一模一樣？我原本就應該特別，我跟你們一樣才是一件很奇怪的事情吧？」

「我覺得很多時候，我們都一同限制對於『人』的想像。如果是我自己的選擇的話，我寧願選擇成為大家眼中的瘋子，而不是別人眼中的正常人。在我的定義中，我這樣才是有靈魂的人，怎麼會有大家都一樣的道理。我聽到妳說妳被認為是瘋子，其實非常難過。」

期許我們都能成為有靈魂的人，能成為靈魂的主人。期許這個社會有很多韋智。

醫生有些小心翼翼地，「你是自願住進來的嗎？」訪談室面向著陽光，乾淨透徹地，我一如那光明亮澄澄地回答：「自願的。」

白天等候領藥時，我坐在走廊五張硬塑膠椅並連著的位置上曬太陽，鄰座是一位大叔和一位弟弟。我見過弟弟焦慮發作的模樣，此刻他看起來也是疲憊的——戴著全罩式耳機，有一句沒一句地，弱弱倦倦地回應大叔的問題，他連笑都看起來靈魂蒼老了十歲。

大叔轉看向我，問我是不是籃球隊的？畢竟我怎麼看也不像陽光運動女子，我回答不是，大叔說，因為常看妳穿著球衣和運動褲才這麼問的。「穿球衣只是因為方便呀，運動褲也是。」大叔又問了我的學校，他笑得很開心，「旁邊這個弟弟是師大附中的喔，還有一個成功大學的弟弟，這裡被送進來的孩子的很優秀耶。」

我和附中的弟弟眼神對上，有些苦笑地。我們自體敏感，和社會矛盾，這個社會生存的本質，什麼時候才會適合我們？

雖然說只要有「具醫療背景」的人出來反駁些什麼，大家就很容易集體高潮和盲目崇拜，認為一定是病人搞不清楚狀況——醫病關係的權利不對等一直存在，關於這點我沒有力氣多做反駁了，但還是得說這一週住院的受創。

住院醫生跟護理師們其實都很悉心，但因為病患數量太多，有時候不得不有一個集體規範，像是應對的SOP存在。而這種存在對於還擁有自我意識的人來說，就會非常非常地痛苦，我並不是因為太笨或是生活無法自理，或是腦筋螺絲崩壞而住進去，我是為了防止自己自殺而來到這裡的，希望能被保護。

因為住滿八天開始可以和醫院請假外出，而我手邊還有一些工作因為匆匆入院，而沒有收尾好，這讓我相當焦心，沒辦法靜下心好好住院，就和醫生詢問了短時間請假外出的規定。「如果住滿八天，只是外出一兩個小時，有家屬陪同的話就可以哦。」主治醫生這麼跟我說。

但因為家屬都在台中，家裡開店的沒有休假，實在不便，於是接下來幾天我都在跟住院醫生、護理師、主治醫生討論同性伴侶是否可以陪同？擁有陪病證的友人是否可以陪同？得到的答案都是不行，「只有家屬可以，家屬來的話就可以申請外出。」得到這樣的答案。

所以我就只好拜託媽媽跟同事調班，因為事情實在有點趕。結果媽媽隔天趕到，想得到他們說什麼嗎？他們說，目前評估你的狀況是不能外出的喔，還不適合，要多休息，把外界的煩惱放下。如果是這樣的話一開始就跟我說「你還不行」不就可以了嗎？結果整整一個禮拜都在哄我只要家屬來就可以，根本被當成小孩或是智力開始退化的老人家。

但那不是煩惱而是責任啊，不是說放下就放下。我也不是因為那些事情而生病的，在這之間我隱約覺得醫生誤會了些什麼，於是很認真地跟他解釋我來這裡只是為了避免自己自殺。

一定是沒想到我爸媽會真的來吧？所以這幾天想說哄哄我就算了，但這樣的醫療心態我不能接受。於是就說是我誤會他們的意思了，我整整一個禮拜都記錯、聽錯、誤解他們的意思了，但整整一個禮拜我確定我聽到的都是「家屬在就可以」。

這時候卻因為有精神疾病，所以被合理化我記錯跟誤會了。你能想像那種錯愕嗎？好險我爸媽相信我，不然我在那裡不就真的成了瘋子了嗎？那一刻我是真的很害怕，非常非常害怕，在醫院反而被污名得更嚴重，甚至因為醫病關係的不對等，沒有一位醫護人員相信這不是一場誤會。

像高夫曼註《精神病院：論精神病患與其他被收容者的社會處境》（Asylums: Essays on the Social Situation of Mental Patients and Other Inmates），在說精神病院會幫助病人塑造出自己是一個真正病人的樣貌，包括整體的醫療體系都會幫我們重新再度標籤化，總之是簡單講了「全控機構」的概念，說明制度如何塑造人的自我，在經歷一連串與機構互動的過程後，病人越來越像病人。

於是受不了、逃出來了，忍了一個禮拜的努力全都嘩地崩潰，一跟醫生談完我就直接穿上外出服拆掉病患手環，走到護理站辦自願離院手續，否則繼續下去的話，我不知道我該怎麼證明我還是個有「理智」或「思考能力」的人，真的很害怕，心臟碰碰跳地。

醫生好像有些錯愕，又來找我談了一兩次，但那樣的溝通跟先前一樣還是無效的。我很冷靜的說「是」、「好的」、「我會再考慮看看」，護理師稱讚我「是很乖的病人，很多病人都會崩潰吵著要出去。」但那時候我腦袋裡想的是，對我來說只有我需不需要這裡的治療這個問題，完全沒有跟醫護人員爭執的必要，因為我也沒有想透過大吵大嚷得到特殊關注的慾望。

溝通完全不在一個頻率上。醫院收的可能又是另外一個層次的人比較適合，我不清楚，總之對我而言效果完全是零，甚至受了非常大的創傷，我不知道要花多少時間才有辦法好好回頭面對那時的恐懼。

註：Erving Goffman，生於 1922 年，為美國著名的社會學家。

在狀況很不好的狀態下還是圓滿結束了昨天的分享會，很多很溫柔的人們，當我最後說「曾經有人問我『妳憑什麼要求社會善待精神疾病患者？善待妳？』……

當時我沒有做出一個好的回應，因為這個問題對我來說很錯愕，體制或許無法保護每一個人，但是善待別人這種事，不是我們與生俱來就該有的道德嗎？難道我們每天揣懷著惡意面對這個世界嗎？至少對我來說是如此。」

有個女孩在會後眼眶紅著跟我說，她最近因為家裡的問題過得很辛苦，有許多令人心碎的衝突，甚至她自己也說了許多傷人的話。或許，她願意從自己開始，學會善待身邊的人，那麼就有那一點點可能，改變這個現況，改變周遭的人。

另一位是個男孩，和我一樣大的年紀。他幾乎是站在和我男友一樣的位置，不斷承受憂鬱症女友的情緒失控或自殺自殘的陰霾，女方不斷自責而想分手的拉扯。在這樣的恐怖平衡中，先是因為彼此相愛，最終彼此都受了重傷。我給了他一個擁抱，因為流著眼淚的他，讓我想到了此時也被我拉扯著我的愛人與摯友。

許多聽眾跟我分享他們故事的當下，我其實一直忍著想哭的衝動。我一直知道這個世界上有許多人活得很痛苦，但這是我第一次如此真實地面對面接觸到他們，親耳聽著那些讓人心都要擰碎泛酸的經歷，如果悲傷能夠被交換，我願意拿一段美好的記憶去填補他們的悲傷。

今天收到了一封私訊，無法用任何文字形容我的感受，幾乎是看著立刻就哭了。我能做的事情很小，我不是很厲害理路清晰的文字評論者或意見領袖，許多問題當下的我無法釐清，我沒有撼動體制的力量，但只要能夠有一點點，即便一個人也好，因為我所做的事而受到撫慰，或願意開始思考關於精神疾病於社會這件事，那麼就夠了，真的，就夠了。

致嘉佳：

「妳好，我是昨天有到公共冊所聽妳的分享，還有找妳簽書拍照的女生，謝謝妳給了我一個那樣的夜晚。

我今年19歲，大二，今年七月被確診精神官能性憂鬱症，最近是重鬱症發作期。我換過很多藥，試過很多次諮商，身心俱疲下仍不見起色；我痛恨心理師總是恣意做結論、無法面對社會不諒解和責難的眼光、難以接受自己必須仰賴旁人的溫柔和包容才得以生存；這週幻聽愈趨嚴重，耳邊一直傳來尖叫聲；我常無意識地傷害自己，星期四是朋友即時撿回我的命，但我其實沒有因此感到慶幸。

在確診前無意接觸到妳的募資專案，贊助版的《親愛的我》成了我包包隨身攜帶的必備品，我幾乎已經可以背誦整本書，真的可以。妳說過妳曾經因為它非正向積極的色調遭受批判，但對真正患病的人而言，卻是感覺被擁抱著；好多歇斯底里的夜晚，都是妳的文字陪我冷靜下來，我不知道妳怎麼能這麼溫柔、這麼堅強，謝謝妳，真的謝謝。

昨天剛看到妳本人的時候眼眶就濕了。而我以為那樣的空間，來的應該都是對精神疾病有一定了解的人，沒想到依舊聽到了一些尖銳的問題；其實很心疼妳需要回應這些、需要在這麼疲憊的狀態下嘗試溝通，這大概是我永遠都做不到的；謝謝妳這麼辛苦、這麼努力地扛起這些，讓我們在妳文字的羽翼下能有被理解和喘息的權利。

沒什麼重點的一封訊息，原諒我幾乎一週沒睡，文字表達能力退步不少，我只是想讓妳知道，妳是我生命中很壯麗的記憶，我會記得這年代裡妳做的事情：妳的理解、妳的溫柔、妳的勇敢、妳的文字對我而言有多重要，在我還來得及的時候，很想讓妳聽到這些話。希望妳會看到。」

我看到了，真的，謝謝妳。

今日演講的摘要，以文字記錄下，多少有所出入，總覺得講得有些不完美，但今日仍舊算是圓滿結束了。Love you guys.

關於書。

其實我不知道文學或者書籍，在現在這個社會扮演著怎樣的角色。我常常在想，直到現在我還是很心虛地站在這裡，我的《親愛的我》，究竟有什麼意義？它能在社會扮演什麼樣的角色？

書籍出版後，我常常收到三種訊息。第一種，是讀者的感謝信，感謝我讓他們在這世界上找到共鳴。第二種，是求助信，他們不知道該怎麼處理自己的身心現況，陷入泥淖，希望我能夠拉他們一把，或僅僅是看看他們的文字就好。第三種，是批評信挑戰書，批評這本書毫無意義、毫無文彩，甚至煽動人們自殺、鼓勵人們憂鬱。

我想不是這樣子的。憂鬱是一種情緒，而我今天作為患者，站在這裡，認為憂鬱症是一種疾病。如果可以，我希望這個世界上充滿歡樂，當我的摯友深陷躁鬱症所苦時，我曾經許願過「如果能讓她好一點，拜託讓我來分擔她的疾病。」我並不希望這世界充滿哀傷，完全並不。

在這樣的身心疾病中，有許多無法用正常社會體制所規範的「道德」或「正義」來區分的事情，比方說，當我身陷疾病的痛苦中，因此無法克制傷害自己，我錯了嗎？當人們告訴我「你不該這麼做，想想愛你的人」時，有沒有正視過患者本身的痛苦和主體性，或者僅僅是由於擔心、自私與愛，甚至是恐懼等等情緒，而指責了患者的行為？

我想告訴大家的是，每個人都有情緒，想想你這輩子最悲慘的那一天，你人生最低谷、毫無辦法、全身失去力氣的那一天。對於我而言，我的每一天，就像你最悲慘的那一天，而我已經整整一年多走不出來，日復一日，每天都在這樣的低谷。患者，或說是我，並不是毫不努力地放任自己惡化，如果我是薛西弗斯，我每天都在試圖搬運著哀傷丟進山谷，但在拋進山谷的前一刻，我又不堪地任由他滾落山頭，再度重重砸向自己。

我最常聽到的，就是告訴我多出去走走，多運動，正常作息，疾病一定就會好許多。但事實是，我完全失去好起來的慾望，沒有任何動力驅使我去讓自己「好起來」。有時候因為身邊的朋友看不下去我每天待在家裡，想盡藉口帶我出門走走，這樣的生活，卻又被人指責「你看起來過得很好，很光鮮亮麗，生病感覺是裝的。」

似乎當我成為一個患者的同時，我就失去了其他身份，失去了身為普通人的那一部分，甚至是女人、女兒、女朋友的角色，我僅僅只能是患者，所有不符合社會想像患者該有的行為，例如逛街、例如打扮、例如能侃侃而談，就會反而被質疑疾病的真實性——我想說的是，為什麼這個社會對精神疾病如此不友善？有著好多質疑、懷疑、惡意、恐懼。

當我跟學校老師說，我因為幻覺幻聽，加上人群恐懼太嚴重，恐慌症時常在上課時發作，只能到學校廁所拿著塑膠袋努力呼吸，無法好好地、正常地參加期中考，我得到的回覆是，他們認為這是藉口，是我逃避考試與上課的藉口。

我那時候很茫然，我想著，怎麼會有人願意拿出自己精神疾病診斷的證明，僅僅想去為了逃避區區一場考試？我完全不懂這樣的惡意跟懷疑從何而來。

當疾病越來越嚴重，狀況越來越差，我發現這個社會真的有不少問題。到底大眾對於精神疾病或憂鬱症的瞭解是什麼？常常僅僅是新聞上的一個片段，「疑似因為憂鬱症而輕生」，又或者是看見同儕手上的斑斑自殘割痕，或是路邊衣著襤褸喃喃自語的老人？我想憂鬱症永遠無法用一兩句話，就讓這個社會理解，更遑論每個患者間，又有著不同的個體差異性，我們無法扁平化、簡單化甚至太過邏輯性地認識這個疾病。

這就是為什麼我決定出版《親愛的我》。它需要透過長篇幅的、長期的、真實的記錄，一天一天慢慢累積，最終成為我生病的軌跡。而我希望這樣的軌跡，能作為社會側面了解憂鬱症的一個機會，但這僅僅是憂鬱症的冰山一角，並不是全貌，疾病本身太過複雜、個體差異過大，我也希望自己這樣的做法是拋磚引玉吧，讓更多比我體會還深刻、更有文采的患者願意出來書寫，補全社會對於憂鬱症的認知空缺。

我自己的患病歷程，包括長期失眠、藥物依賴、頭痛、噁心、幻聽幻覺、長期低潮，失去社交能力等等，晚上自己躲在家裡哭，好像有流不完的眼淚。身邊朋友的擔心，跟愛人之間的情緒勒索和拉扯，每天只能打遊戲看電影來強迫自己轉移注意力。但生病不全是壞的，比起過往，我因此變得比較溫柔，相對地較能同理他人，我想在生命的低谷的時候，其實還是有它的遼闊在，我的生命遼闊在我能理解別人的疼痛，但這同時也為我帶來很多痛苦，我看著讀者的求助信，一字一句，都是他們對生命的無解，我只能看著那些文字流淚，不知道能幫上什麼忙。

四月的時候，我真的痛苦到無法考慮身邊的人的感受，我認為我的生命屬於我自己，討厭「人活著不僅僅是為了自己」這句話，如果我連自己的生命都無法有尊嚴地做出決定，那真的是很悲哀的事。如果我過世了，那些悲傷都屬於他們，而並不屬於我。於是我簽了DNR註，簽了器官捐贈同意書，然後有計畫性地自殺。

自殺不是件輕易的事，我也並不是要鼓勵自殺，老實說如果你想自殺，上網google自殺就有成千上萬筆的資料，實在不需要從我這本書裡面了解。結束自己的生命，是一件很嚴肅、很謹慎、甚至是很理智冷靜的行為。當我的朋友長年飽受躁鬱症之苦，決定燒炭自殺的時候，我答應過她，不會救她，但在那個當下我依然報了警。好險警消及時趕到，沒有出事，但朋友因此被警消責罵「就是有你們這種人浪費社會資源」——我不懂，難道今天他來看到的是一具屍體，對社會資源就有助益嗎？他們的本質不是救人嗎？被救甚至不是我朋友的本願，是出於我的自私、我的膽小、我的怯弱，我無法接受她離開我，所以撥了那通電話。

該說是幸還是不幸我也不知道，但總之我也被救了回來。在那之後，我並不想騙大家，說我從此感覺到生命有了新的希望、感到重生，並沒有，我只覺得我變得對生命更冷漠、更淡然、更加麻木。

從此我好像變成一個「不正常」的人。

老實說，現在我已經喪失感受快樂情緒的能力，我曾經能快樂，現在卻做什麼都不開心。當你說笑話時，我會哈哈大笑，只是因為我知道這時候應該笑，才會像一個「正常」人，表達著各種根本不存在的情緒，有時候心會很累，甚至會麻木到像個機器人。我知道社交時該掌握什麼節奏，何時該笑、何時該附和、何時該一同生氣、何時該安撫對方，但這其實就像在演戲——誠實而言，我甚至對自己出書這件事，都沒有任何感受、沒有喜悅、沒有成就、沒有擔憂。

我不知道這樣的情緒麻痺是源自於藥物讓我過度鎮靜，還是我的人生狀態已經到了麻木不仁的地步。連對美食也失去了吸引力，我進食速度很快，因為每道食物都是苦澀的，沒有人會想將苦味留在口中過久——如你吞服藥粉一般。但平常，或許到已經有些病態地，我還是會假裝著享受食物。

我有個朋友對我說「在我面前妳沒感覺就不需要勉強自己笑。其實大家都在演戲，用演戲的方式，去滿足社會對於『人』的想像，而不是像瘋子。這件事情本身就是有問題的，難道我可以期待說，這個社會大家的情緒都是一致的，我們聽到一個笑話，期待大家都會笑；看到一個難過的故事，期待大家都會哭？這樣才是病態，才是不正常的。」

「我們不願意重視每個人的差異，我們不願意重視每個人的不同，我們都期許大家是一樣的。就是在這樣的氛圍下，我們才壓抑了許多人性。」

「就像大家都說我是個很怪的人，好聽一點是特別的人。但我其實就是個普通人，普通人就是會跟別人不一樣，怎麼可能文化會造就大家幾乎要一模一樣？我原本就應該特別，我跟你們一樣才是一件很奇怪的事情吧？」

「我覺得很多時候，我們都一起在限制對於『人』的這個想像。如果是我自己的選擇的話，我寧願選擇成為大家眼中的瘋子，而不是別人眼中的正常人。在我的定義中，我這樣才是有靈魂的人，怎麼會有大家都一樣的道理。我聽到妳說妳被認為是瘋子，其實非常難過。」

直到站在這裡的現在，我還是不停地在懷疑《親愛的我》，文學或說文字能為社會帶來什麼，挽救什麼，補足什麼，又或者他造成了某些無法彌補的傷害，我不知道。但我留著這本書在這個世界上，希望他起碼能夠起到哪怕一點點作用，文字永遠都是柔軟的，他無法對你惡面相向地去爭什麼，只要讓這個社會多一點同理，知道這個世界上有這樣一個人或一種人存在，或哪怕給某些人一點點前進的光也好，這樣就夠了。

註：為 Do not resuscitate. 的縮寫，即放棄急救、拒絕緊急救治。

又一場演講結束了。

我越來越不習慣把自己放到大格局裡面去談，越走入校園，越看見一個又一個的個案。老是在談社會、社會，大一點的格局，雄偉一點的眼光，這些孩子的面目，就好像都模糊了。

我退了一步又一步，小到開始去刻畫一個個個案的模樣，從不同面向分析給聽眾，讓他們知道這些都是活生生的人，血淋淋地正在經歷的事情，不是教科書上的彩色人偶塗鴉，不是憂鬱症量表，是有骨血有肉身的痛。就像是詩人潘柏霖寫的：「站得比較高之後，地上的人看起來好小；看見某片森林，就失去一些花草。」註

有些傷口一旦揭開，就再也癒合不起來，這輩子都得帶著這個瘡疤活著，猙獰醜陋的。很多年輕的孩子已經在面臨生死掙扎，自殘與不被理解，老實說我不知道這個世界什麼時候能夠溫柔一些。

走入非都市圈的校園，深深感受到資源的相對落差。學校輔導室的資源與知識提供、身心診所的多寡、心理諮商師的人數、鄰近是否有大醫院可以在急症——如恐慌症——發作時掛急診，又是另外一個層面的待解問題。

當學生問我該怎麼善待身心疾病患者的時候，我是這麼想的：要討論如何善待一個個案病患太難，我們退一步，再退一步，只要對這個世界懷抱善意，永遠讓自己做一個溫柔而謙遜的人，珍惜自己也愛重他人，便足矣了。

在這些校園裡，我希望我足夠努力地撒下小小飄搖的種子，不知落根何處，只要有一天，哪怕有一天，有個人因為講座而萌芽，開花綻放出一朵柔軟，允人撫摸，予人撫慰，那便夠了。

註：出自詩人潘柏霖《沒有門的房間》。

向左走向右走

小時候，說來也不小，大概是十六歲的年紀。懂點事，愛裝大人，又有點天真地摸索這個世界。那時候考上臺中的第二志願文華高中，白衣黑裙，多美的不容玷污的對比，彼時的世界是那樣單純分明。

我是升學主義的失敗者，從彼刻就有了跡象。母親無心地在每日必經的路上，往左是臺中女中，往右是文華高中，那樣分明的路上說「我以為你會像姐姐一樣，穿著綠色制服站在那等公車。」

我母親是無心的，父母也是台式升學主義的被綁架者，他們被框架成只能考上這考上那，壓迫著彼此，並不明白那對於一個孩子象徵著什麼——我也是很久之後才明白。

我好幾次想像著自己穿著綠衣黑裙，站在樹下站牌等車的畫面，後來好一陣子在社團、一中街遇到綠衣黑裙的女孩，都低著頭速速竄過，有種不如人的氣，壓低著頸子在裡頭。

此時大學肄業似乎也在預期當中，彷彿我的路就該是這麼走。曾經有個人對我說，「妳就是個一輩子都會走在正軌上的女孩啊。」那樣理所當然，偉哉台式升學主義。

今日看到新聞，一位年輕的國中女孩被媽媽帶到了精神門診——或先是家醫門診——我不那麼確定。醫生診斷了女孩有思覺失調，也就是我們常說的精神疾病。媽媽不相信，將女兒帶回家，禁止她繼續服用藥物。最後，媽媽控告了醫生，當然媽媽敗訴了，因為女孩確實患有精神疾病，也確實需要藥物治療。

我看了覺得好難過，當時在首爾的餐廳幾乎忍不住要哭出來，難受到底，我這才想起我今早還沒吃藥，精神疾病的藥，連忙配著溫水吞下三顆抗憂鬱抗焦慮藥物。

這個世界距離接受精神疾病而不畏懼，還有好遠好遠的路。正如她媽媽可能想著的，我的女兒怎麼可能是那種——是那種瘋子呢？她不需要吃藥！父母禁止未成年女子正當就醫，是不是有列入兒少法保護，我並不清楚，但想像那個女孩所受的苦，她已經這麼痛了，身與心的，才這樣荳蔻年華的少女，媽媽又是這樣的不能理解、無法同理、忌疾諱醫，她該怎麼辦？

我好想好想給她一個擁抱，告訴她即使妳有疾病，妳也是個如我一般的平平凡凡的女孩，只是生病了，需要吃藥，就像妳的手肘過度運用會發炎一樣——服用消炎藥，再配上生活習慣的改善，如此而已。

精神疾病依據在這樣的家與家、人與人、班級與班級間被污名化著。這些封閉的群體裡，如果沒有一個破口讓女孩得救，她不知道該向誰求援，甚至伸不出求援的手。

另一個國中女孩，跳樓的國中女孩。

她早上掉了零用錢，有些自責，又被學校記了警告，她傳了簡訊和媽媽說：「因為這次成績不好加上被記警告還有錢不見，剛剛兩節國文課完全無法呼吸。頭超痛。晚上回家再和你說。」

中午的時候，她和老師因為處理廚餘的問題起了衝突，女孩的媽媽是陸籍配偶，也不知道老師是說了些什麼汙辱她母親的話，女孩憤怒地用肢體攻擊了老師，說「妳汙辱我媽媽！」事後教師自然不承認這件事，沒人知道真相，除了女孩和老師。女孩被帶到了教務處，但大家會選擇相信誰呢？答案不言自明，女孩被要求寫了陳述書，寫完後不久，女孩從學校五樓一躍而下，骨盆碎裂，肝臟破裂，右腳神經斷裂，右手腕粉碎，要活靠奇蹟，活下來也恐一身殘疾。事情在媒體上愈演愈烈，甚至演變成了新住民後代遭霸凌歧視這樣的聳動標題，在真實世界裡，沒有人關心真相，沒有人關心那天女孩，究竟發生了什麼事，導致她走上輕生一途。

這就是我想說的，在這些封閉而約束的場所裡，女孩能向誰伸出求救的手？同齡的孩子有辦法給她援手嗎？身為導師，除了與學生爭執、利用權威上對下的身分命令學生處理廚餘外，有沒有多關心女孩為什麼心情不好？輔導股長有盡責嗎？學校的心理諮商中心，為什麼在事件中完全失靈，沒有成為女孩求援的對象？

我不是要說女孩也有精神疾病，而是我們都太畏懼太污名在「精神上需要求助」這件事，它成了軟弱、有病、腦子不正常、問題學生——一如我在系上被某些教授貼上的標籤。誰敢求援呢？

為什麼我們的文化會要求我們壓抑自己，想辦法表現得跟大家一樣「正常」，脫離了正軌的人，如果沒有足夠的成就——大學肄業卻創立微軟、精神疾病但成為正妹跑者演員模特兒云云——就成了問題份子？正如房東一知道我休學，便以「希望租給學生」為理由之一拒絕了我的租賃。大家都好害怕啊，好害怕不正常啊。

我們還有好長好長的路要一起走，希望大家都能善待身邊所有需要幫助的人們，讓社會能走向當你需要幫助時，也不必有任何畏懼的那一天。

像我這樣一個生理女

一直以來做為一個外表舉止都很符合社會期待的女性形象的生理女，從小我對性別的認知卻是很薄弱的——不，與其說是薄弱，我更認為那是自然。

小時候看著長輩兩個生理女性相伴，從來不覺得有什麼疑惑。對於自己該愛「男生」、「女生」，好像也不是個問題，誰都行，讓我心動的那個人就好。打扮的模樣從來也是依據我每個時期的喜好，小時候不愛穿裙，長大愛長髮，年紀更大點，又把頭髮給剪了，因為覺得模特兒又穎和唐葳太漂亮讓我心花朵朵開所以開始學化妝。在性別這塊我一直活在自己的小泡泡裡，抓一塊我喜歡的，丟一搓我討厭的，活得很自在。

我一直不那麼深切地知道，有人因為性別性向而痛苦著，甚至用生命作為代價：葉永鋕、林青慧、石濟雅、畢安生……

我總是很自在地跟人說，我也愛女生噢。身上可以畫著六色彩虹大大方方地公開，我卻從來不明白，對於有些未出櫃的同志朋友，僅僅只是因為在同志遊行「被拍到」，就成了被家人囚禁的原因，甚至最後走上絕路。

一條生命又這樣殞落，卻黯淡沒有星辰墜落的光，只有低調低調和竊竊私語，因為一切是那麼見不得人。時間走到了二零一六年，還有人因為性傾向而受苦受難，我真的不知道這個世界是如何扭曲與尖銳，那些無知的、傷人的惡意，究竟從何而生？以愛之名，我們還要殺死多少人？

十二月十號，同志遊行在大雨中結束的時候我也忍不住一直掉淚，我以為我看見曙光了，有這麼多人、這麼多人、這麼多人、這麼多人………葉永鋕的名字被光雕打在總統府上，為什麼還看不見背後的痛。

我不可能永遠只躲回我自身的安逸圈，而漠視身邊與我異同的人一腳踏在地獄邊緣，卻不伸出手去拉。二零一一年同志大遊行之際，長期因為性別氣質受到霸凌的鷺江國中楊同學，選擇了自殺結束生命。遺書上他說：「即使消失會讓大家傷心，卻是短暫的，一定很快就被遺忘，因為這是人性。」

五年後，的確如他所言，我們的社會並沒有從他這條年輕的生命中學到教訓，再次再次地，因為社會而集體犧牲了一條珍貴而美麗的生命。

何時我們才能真正看見彩虹？

「Everyone gets out of pulse and keeps running.」

看著Pulse[註1]粉絲專頁發出的最後一則動態，要大家快逃，到最後一刻還在保護著這群人們，很難忍住眼眶不紅。雖然這個消息不知道被核實了沒，但奧蘭多酒吧槍殺案的兇手據目擊者所言，「Orlando Shooter Had Been To Club A Dozen Times, Had Gay Dating Profile.[註2]」我反而一點也不意外。

之前與友人談論，他會在做社會統計調查時，詢問同志是否會介意鄰居為同志？他說，「會。」如果未來不論以什麼方式，有了孩子，會不會介意他也成為同志？他也回答，「會。」正如我遇到的許多精神疾病患者——我收到的那些私訊——同為患者的他們，要求我不要再曝光自己精神病患的身份，而是該好好地躲藏起來，不讓他人知道——他們甚至排斥精神病，並催眠自己已經痊癒了。

當然我並不認為，我有憂鬱症是什麼值得隱瞞的事。我理解它會帶來的傷害跟誤解，但正如我之前所說的，如果我們永遠躲藏在陰影裡，何時能夠一同沐浴在陽光下？

有時候擁有相同的社會性身份，並非就等同於認同、接受並理解這個身份所帶來的標籤，包容標籤所帶來的傷害。他的確恐同，這與他有同志傾向並無衝突。恐怖的是，他可能甚至會比旁人更加恐懼於這個身份，最後開始反擊自我，痛恨著這個身份的自我認同，同時也開始仇恨跟自己擁有相同身份的群族。

他不是在殺同志，他是在殺自己啊。他在殺自己的同志傾向，殺自己的自我認知，殺自己不被父親接受的邊緣身份，在殺這個社會，透過這樣，將自己的靈魂給抹滅。就好像哈利波特中佛地魔的分靈體一般——他成了哈利，體內有著佛地魔的靈魂，而他正在一一摧毀這些與他相同的分靈體。他是同志的正面亦是反面。

我覺得好想哭，為逝去的靈魂而哭，除了亡者的，也有屠殺者的。

註1：Plus為美國奧蘭多著名的同性戀酒吧。
註2：目擊者證詞為「奧蘭多槍手經常出入酒吧，有同性戀傾向。」

日復一日

從去年八月因為憂鬱症開始吃藥起，一路慢慢地調整服藥的腳步，到了現在，一天需要服用的藥物已經高達十顆，還不算上營養藥品。置身藥物的世界中，常常有攀著蜿蜒的扶手下樓，卻猛地踩空的失措和不安，起初我會一一查詢每種用藥的藥學資訊，從副作用、臨床試驗效性，到用藥禁忌症、臨床症狀惡化與自殺風險，種種資訊細細盤查，惟恐自己無法應付藥物所帶來的惡夢。

如今，藥物開到了整整七種共十顆藥丸，過程歷經不斷地換藥與調整藥量，我已經疲於去查詢關於藥物的資訊，憊於去接收其他患者對藥物的心得。對於副作用的頭痛、厭食、噁心、幻覺幻聽、視力模糊，甚至吃什麼東西都只能感受到苦味，諸如此類的折磨不斷綿延更替，只想著，我累了，吃就是了。

這並不是說，對於精神病患而言藥物是壞的，藥物是戰友，雖然有時候會背叛你，起不了治癒的效果，這時候就得更換隊伍，選擇另一伍新的夥伴。甚至可以這麼說：對於我，或多數精神病患，藥物是生死相許的夥伴，我們對它的依賴與需求，已經到了失去會恐慌的地步。

是的，多數的我們，得依賴著藥物生存。除此之外，還需要親友的陪伴、環境的支持，但更重要的，是社會的友善眼光。在廣袤的世界裡我們是小小的一粒沙石，一陣風吹過，就漂泊到未知名的遠方。光鮮亮麗的那個世界把砂石踩在腳底，鞋底粗糙的底面狠狠碾壓過我們，於是我們被深深地埋壓進地底中，成了不見光的「精神病患」。

我常常在醫院候診時，看到許多同門診的病患戴著口罩、面目模糊、孤身候診、低著頭忙碌而焦慮地使用手機或筆電。而相隔的心臟內科、家醫門診，總能看見親屬的陪伴，病患與親友輕聲聊著天，那樣的臉龐，在醫院亮晃晃的白光下清楚可見，即便是戴了口罩，眼眉也是清晰的。我想那是因為，戴著口罩的目的，本就不同吧。

我們被貼了許多標籤，「精神病患殺人犯」、「腦袋有問題的搖搖哥」，這是殘忍的利刃，狠狠切割了社會與精神病患的聯繫，我們成了孤島，慢慢與現實社會脫節。而脫節之後，往往便是脫序。遠離了所謂文明的秩序，患者更加成為了不被理解的、來自無名孤島的一群難民，社會拒絕我們的加入，在社區大門口貼上標籤「請記得把門關好，以免精神病患進來殺人。」我永遠忘不了這樣的一張照片。

服用高劑量的藥物、副作用以及未癒病況常常使我無法正常生活，例如準時上課、參與社交活動，這還是小的；嚴重的則是日復一日的頭疼、暴躁或低潮、噁心嘔吐，幻覺與幻聽也影響著生活的每一分秒，這樣的我，要如何像個同年齡二十一歲青春洋溢的女孩，滿懷欣喜地投入這個社會？我們是難民，被迫離開家鄉，流離失所的難民。

只剩下兩個月，我就能順利拿到大學證書。但學校無法理解，為什麼我無法參與考試、無法踏入教室，我也不明白該如何敘述我對人群與校園的恐懼，開始有文字閱讀的障礙，踏入班上的每一分秒我都在恐慌。這樣的恐慌發作，甚至會讓我窒息，無法呼吸，得躲到廁所拿著塑膠袋猛吸氣，讓自己氣息緩和下來。於是我休學了。

拍完畢業照，我卻脫了隊，從此無法跟同儕一起坐在畢業典禮中，一起拿著花束，把畢業帽拋得高高遠遠，眼神隨著帽子的攀升而逐漸明亮，象徵著新鮮人踏入社會的期許，展翅飛翔。而我的羽翼已經斑駁脫落，無法振翅高飛。

而這樣的脫隊，對我的人生會帶來什麼影響？我是否也會成為，所謂社會的毒瘤累贅、不被接受的精神病患者，被人恐懼，人生的道路從此脫軌。這一切環環相扣，因果循環，如果，如果社會能對精神病患多一點理解，哪怕只有冬日的暖陽那樣的短暫，或許病患的人生，能夠與「正常人」相近一些，我們便不再是孤島難民，而是完完整整的社會的一份子，能夠像感冒一樣從容地養病，得到所有人的諒解，一如「你生病不舒服，要好好休息。」這樣的理解就夠了。

但現實社會，對憂鬱症患者的理解往往是：「想太多」、「太容易受挫」、「憂鬱症不是你逃避現實的藉口」。我好想說，我真的好想好想面對現實社會，我好想好想正常地參與著跟同儕一樣的生活，我抗壓性其實並不差，受挫也常常能使我更勇敢，但是我生病了，從此思緒不再由自己掌控，而是由滋生蔓延的憂鬱，拿著控制言行的權杖。

我日復一日地嘗試奪回主權，每天與疾病抗爭，久了，我會有些厭世，但這樣的厭世並不是來自憤恨社會，憎恨人群，而是對抗疾病的長久日程中，感受到的愛與溫柔，攻擊或不理解，慢慢堆疊而成的無奈與難受，因為我們曾經是如此熱情擁抱這個世界，這些愛慢慢凝聚成了哀傷，於是它化成這樣無奈消極地厭倦世俗，如此，又與社會脫軌得更遠了。然而，世界上還是有著這樣的人，寫著這樣的笑話，流傳在訊息間，像電鋸一樣，狠狠撕裂我們與社會的牽連。

其實我一直對這個世界抱持著很大的恨意在活著的，從精神病院走出來後更是。我看見所謂對社會而言不正常的人被丟了進來，我從未見過那樣一個女子，用盡生命地全力拍打著對病患深鎖的鐵門哭嚎「放我出去！放我出去！為什麼要關住我！」護理師隨即 call 保全前來，一邊準備鎮定針劑。幾個人扭打壓制著把她的四肢綁在移動病床上，打開粉綠色的保護室，啊，保護室，多溫暖的名字，整間房間都是綿綿的軟墊，把她給推進去，注射針劑，然後等待她入睡。隔天依舊好好的，對她說，10-2 病床，兩顆安柏寧，嘴巴啊，要讓我看到妳吞下去。

在那邊大家都是歪斜著、扭曲著的。今天看到奕含的舊文，我才又想起，每次聽見別人說「你神經病！」「這種人應該被抓去精神病院關起來。」的時候那種撕裂有多大的傷痛，我又會對此飽含多大的恨意跟不諒解。

縱使有多少人跟我說過，「這個社會就是這樣子。」但我不能接受，為什麼我要接受一個畸形社會對我施以暴力，而不能起身反抗？除非你反抗的姿態也乖巧溫馴，或迂迂迴迴，否則辱罵、攻擊、質疑又每日隨之而來，最後又成了我的錯——「想反抗這個社會，就不能這麼軟弱。」這樣的錯。

到底是這個社會有病，還是我有病？我們被撕裂的傷口，有沒有人真正看見過？

惡行並不會因為透過網路達成，於是成了可以被赦免的罪。

二零一五年四月我很喜歡的藝人楊又穎自殺了，這對我造成很大的衝擊——我幾乎看著她每則生活貼文，因為她的美而感到開心，最後因為網路霸凌，從此，沒有她了。

近幾個月來，我的私訊欄被各種不同的惡意言論洗版，他們告訴我，妳很詭異，看妳的書浪費生命，檢舉我「這則貼文不該出現在 Facebook 上」，諷刺地「最近少了跟名人接觸讓妳頭昏眼花？」「幹，你叫化子？賣書斂財？」「為什麼要寫這種書？妳害人自殺妳負得起責任嗎？」「有病去吃藥，不要在這裡販賣妳的自殺。」「有醫療背景的人才有資格說話。」「為什麼要把妳的病講出來？」「我比妳———，妳憑什麼說話，憑什麼說妳痛苦？」

於是我該沉默，乖乖地閉上我的嘴，繼續成為一抹因疾病而痛苦的幽魂，精神疾病就該隱藏，叫做家醜不能外揚；只有醫治者的聲音充斥版面，被醫治者因為精神違常褫奪言論資格——甚至成了比較大會，我比妳慘於是妳給我閉嘴，不准說話、不准出書、不准寫字，妳毫無文采。

那麼你們想讓社會怎麼理解心理疾病呢？是一行冷冰冰的「提醒您：自殺不能解決問題，勇敢求救並非弱者，生命一定可以找到出路。透過守門１２３步驟——１問２應３轉介，你我都可以成為自殺防治守門人。」還是一本記載患病過程的書？抑或是，繼續讓疾病被恣意誤解與傷害，像是我收到的一封封求救信「父母看見我自殘認為我只是叛逆期，於是開始打罵我……」。

當有父親從香港遠赴而來，告訴我因為我的文字，他開始能夠理解女兒的抑鬱，我認為值得了，這樣就夠了。

但卻不斷有辱罵和叫囂、嘲諷施加在我身上，你們透過網路，向一個你從不認識的人，從你指尖傳出恐怖而惡毒的訊息，你認為她公開於是她活該承擔，你認為這是無罪的，因為你並沒有親手扼住我的喉嚨。你以為謾罵的文字輕飄飄，爽了哈哈大笑，卻不知道那是一把又一把的刀。

致人類，為什麼我們總是要透過傷害彼此來證明自己的存在與正確？

致網路霸凌，身邊的人要我低調不要多談，於是這樣的殘忍在網路上恣意蔓延，我卻不能多說些什麼。但請原諒我的雞婆與不忍目睹世界頹敗，為了不讓更多的受害者承擔這些無明的攻擊，我還是得說，「這・是・不・正・確・的。」這些言語暴力是惡意的罪，並不會因為透過網路而被寬恕，也並不因由數據構成而變得輕巧有趣，它無比沉重，而且銳利如刃。

當你想傷害一個人的時候，請務必誠實地反問自己：我為了什麼傷害這個人？如果是我必須承受這些語言暴力，會有什麼樣的心情？

我想文學，或說是文字，對我而言是讓人類能夠在冷酷的體制之外，感受到一些深刻而重大的靈魂共鳴，進而有所慰藉與感動。這是文字工作者面對這個世界殘忍的部分與之對抗的良具，文字從來不該是武器。

我們用溫柔與傷痕面對世界，世界往往覆我們以更多傷痕。

二零一五年底決定《親愛的我》募資案開始時，也沒想到之後會成功出版，感謝出版社給我這樣的機會。那時候我就知道，甚至在很早很早以前，達陽註前輩就告訴過我，這世界有許多惡意，當你以一個憂鬱症患者的姿態將書出版後，你會一一直面這些醜惡，我一直小心地記得這份叮囑。

很多事情有時候也就是這樣而已，你出生後一路跌跌撞撞，慢慢摸索明白這世界有善惡、有生老、有苦疾、有歡愉，於是也只能這樣活下去，經歷這些或苦或甜。每一天的人生都有無數的岔路口，你可以做出選擇，要當一個怎麼樣的人，溫柔也好，懦弱也行，偏激也罷，甚至是惡的，都可以。

因為那是你所選擇的人生。走上那條岔路之後，我們各自的人生地圖會生成不一樣的模樣，行經不一樣的路徑，或許惡之道讓你得到許多短暫的歡愉，也或許，我努力想秉持的善，最後只是矯情。很多事情有時候也就是這樣而已。說多了，也沒什麼，不過就是人生不斷面臨選擇、衝突，然後再進行選擇。

我不想當個惡人，所以也總不願回罵那些汙辱我的人。只不過，是人生選擇不同罷了。把一些東西慢慢放下，把人生的姿態，放得很低很低，塵埃那樣的低，才能看見僅低谷有的遼闊。

我想我們最終會在一個時間點，踩上不同的位置，充滿玫瑰荊棘的，或充滿繽紛棉花糖一樣的地方，無好無壞，不過就是選擇罷了。

註：

全名林達陽，為詩人、作家，著有散文集《慢情書》、《青春瑣事之樹》、《再說一個秘密》等，以及詩集《虛構的海》、《誤點的紙飛機》等。

之前流浪到首爾，我們到了盤浦大橋旁的油菜花田，一片油綠，可愛地點點綴著的明亮，像一顆顆小太陽一樣的花蕊。有些是含苞的花骨朵，小小地，那樣脆弱稚嫩，卻軟軟地綻開那麼耀眼的黃。

管不了衣服會不會撚髒，拍攝完照片就直接躺下在花田裡，全身放鬆，將身體交給大地，陽光大得不得不伸手遮擋，伸起的手指縫間看得到亮光，有些灑在了頰上，我不那麼在意。

「明煦」，當下我是這樣想的。這兩個字就像那天躺在油菜花田裡，仰望天空，想著未來是誰會和我牽著手，迎接明日的晨光——明亮純淨而溫煦的晨光，不在意身上沾撚了雜草或泥土，不在意是不是曬傷了皮膚，就這樣安靜的、平靜的、迎接明日。

廢文

作者｜蔡嘉佳
美術設計｜蔡嘉恩
文字編輯｜林姿宇
責任編輯｜楊淑媚
校對｜林姿宇、楊淑媚
行銷企劃｜王聖惠
董事長、總經理｜趙政岷
第五編輯部總監｜梁芳春
出版者｜時報文化出版企業股份有限公司
10803 台北市和平西路三段二四〇號七樓

發行專線｜（02）2306—6842
讀者服務專線｜0800—231—705、（02）2304—7103
讀者服務傳真｜（02）2304—6858
郵撥｜19344724 時報文化出版公司
信箱｜台北郵政 79 ～ 99 信箱
時報悅讀網｜http://www.readingtimes.com.tw
電子郵件信箱｜yoho@readingtimes.com.tw
法律顧問｜理律法律事務所　陳長文律師、李念祖律師
印刷｜盈昌印刷有限公司
初版一刷｜2017 年 9 月 15 日
定價｜新台幣 320 元

國家圖書館出版品預行編目（CIP）資料

廢文 / 蔡嘉佳作 . -- 初版 . -- 臺北市 :
時報文化 , 2017.09 面；　公分
ISBN 978-957-13-7127-6(平裝)

1. 憂鬱症 2. 通俗作品

415.985　　106015411

行政院新聞局局版北市業字第八〇號

時報文化出版公司成立於一九七五年，
並於一九九九年股票上櫃公開發行，於
二〇〇八年脫離中時集團非屬旺中，以
「尊重智慧與創意的文化事業」為信念。